DU

REDRESSEMENT DES COURBURES RACHITIQUES

DES

MEMBRES INFÉRIEURS CHEZ LES ENFANTS

PAR L'OSTÉOCLASIE

PAR

P. AYSAGUER

Docteur en médecine de la Faculté de Paris,
Ancien externe des hopitaux de Paris,
Médaille de bronze de l'Assistance publique.

PARIS

OCTAVE DOIN, LIBRAIRE-ÉDITEUR

8, PLACE DE L'ODÉON, 8

—

1879

DU

REDRESSEMENT DES COURBURES RACHITIQUES

DES

MEMBRES INFÉRIEURS CHEZ LES ENFANTS

PAR L'OSTÉOCLASIE

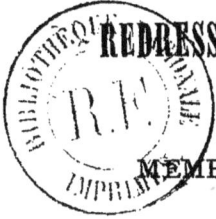

DU

REDRESSEMENT DES COURBURES RACHITIQUES

DES

MEMBRES INFÉRIEURS CHEZ LES ENFANTS

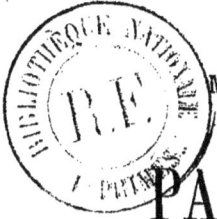

PAR L'OSTÉOCLASIE

PAR

P. AYSAGUER

Docteur en médecine de la Faculté de Paris,
Ancien externe des hopitaux de Paris,
Médaille de bronze de l'Assistance publique.

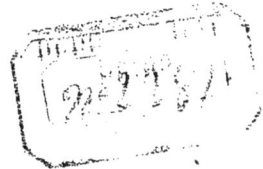

PARIS

OCTAVE DOIN, LIBRAIRE-ÉDITEUR

8, PLACE DE L'ODÉON, 8

1878

A LA MÉMOIRE DE MON PÈRE

———

A MA MÈRE

A MA GRAND'MÈRE

A MES AMIS

Aysaguer.

M. LE DOCTEUR LASÈGUE

Professeur de clinique à la Faculté de Paris,
Membre de l'Académie de médecine,
Médecin de l'hôpital de la Pitié,
Officier de la Légion d'honneur.

C'est sous vos auspices, mon cher maître, que j'ai commencé mes études. Permettez-moi de vous remercier d'avoir bien voulu présider à mes dernières épreuves.

Je n'aurai jamais assez de reconnaissance pour vos bons conseils et votre bienveillante sympathie.

A M. LE DOCTEUR LABRIC

Médecin de l'hôpital des Enfants-Malades,
Chevalier de la Légion d'honneur.

MM. MILLARD, GOSSELIN, RICHET, Jules SIMON, PANAS et TERRIER

A M. LE DOCTEUR TERRILLON

Professeur agrégé de la Faculté de médecine de Paris,
Chirurgien des hôpitaux.

DU

REDRESSEMENT DES COURBURES RACHITIQUES

DES

MEMBRES INFÉRIEURS CHEZ LES ENFANTS

PAR

L'OSTÉOCLASIE

INTRODUCTION.

Pendant notre séjour comme externe à l'hôpital des Enfants-Malades, nous avons eu bien souvent l'occasion d'observer des courbures rachitiques multiples plus ou moins prononcées, et nous avons été plusieurs fois frappés des graves inconvénients qui en sont résultés chez quelques-uns de nos petits malades.

La thérapeutique du reste, il faut bien le dire, était assez limitée à leur égard, en dehors du traitement général. Ordinairement on se contentait, lorsque l'affection commençait à entrer dans la période de réparation, de les envoyer à l'hôpital de Berck-sur-Mer. Là, suivant le dire de M. Perrochaud, l'habile médecin placé à la tête de cet établissement, sous l'influence de l'atmosphère marine, des bains de mer et d'un régime reconstituant, les courbures rachitiques, chez les jeunes enfants, se redressent même sans l'emploi d'aucun appareil orthopédique. C'est du moins ce qui a été avancé par M. Marjolin (1), dans la discussion qui s'est élevée à la Société de chirurgie, dans la séance du 16 février 1876, à l'occasion du rapport présenté par M. Tillaux, au sujet du mémoire de M. Bœckel (2) de Strasbourg, sur l'ostéotomie dans les cas de courbures rachitiques.

Nous avons voulu nous assurer par nous même des résultats obtenus, et nous sommes allé visiter après leur retour de l'hôpital de Berck plusieurs de ces jeunes rachitiques, dont M. le directeur de l'hôpital des Enfants-Malades nous a permis de rechercher les adresses sur les registres de cet établissement.

Nous avons été tellement frappé de l'insuffisance du traitement maritime chez plusieurs de ces enfants, dont nous reparlerons du reste dans notre travail, que nous nous sommes décidé à prendre pour sujet de notre thèse inaugurale : Le traitement des courbures rachitiques des membres inférieurs chez les jeunes enfants par l'ostéoclasie.

Les critiques dont cette méthode avait été l'objet à la Société de chirurgie nous avaient fait d'abord hésiter ; mais les recherches que nous avons faites et les quelques cas que nous avons pu observer dans les hôpitaux, nous ayant démontré la complète innocuité de la méthode, en même temps que les heureux résultats qu'elle permettait d'obtenir, nous nous sommes cru autorisé à employer nos faibles efforts à réclamer en faveur de l'ostéoclasie.

(1) Soc. de chir., 16 février 1876.
(2) Bœckel. De l'ostéotomie dans les courbures rachitiques.

Les conseils, nous devons le dire, ne nous ont pas manqué. M. Jules Guérin qui avait déjà pratiqué avec succès cette opération, alors qu'à l'étranger aucune tentative de ce genre n'avait été faite, nous a libéralement permis de recourir à sa grande expérience.

C'est dans le service de M. le Dr Panas, que nous avons pu observer le redressement des courbures rachitiques par l'ostéoclasie, et nous devons à son extrême bienveillance les renseignements les plus utiles sur les indications et les contre-indications de la méthode ainsi que sur les manœuvres qu'il est nécessaire de pratiquer.

Pendant que nous étions occupé à terminer notre travail, nous avons pu observer dans le service de M. Terrillon, professeur agrégé et chirurgien des hôpitaux qui remplaçait en ce moment M. le Dr Lannelongue, deux nouveaux cas d'ostéoclasie. Nous devons à sa bienveillance d'avoir pu recueillir leurs observations et de mettre à profit les utiles renseignements qu'il a bien voulu nous donner.

Nous avons donc les plus grands remerciements à adresser à tous ceux qui ont eu la bonté de seconder nos efforts.

Notre travail pour être plus complet eût dû s'occuper en même temps de l'ostéotomie, qui dans certains cas devient la seule ressource, si l'ostéoclasie échoue. Mais nous n'avons jamais été à même de la voir pratiquer. Nous la laissons donc de côté, pour nous occuper spécialement des cas auxquels il convient d'appliquer l'ostéoclasie.

(Ils sont malheureusement assez peu nombreux, nous n'avons pas cru cependant que ce fût une raison suffisante pour faire rejeter cette opération.)

DIVISION DU SUJET.

Dans le chapitre Ier, nous définirons d'abord l'ostéoclasie, et, sans nous arrêter autrement que pour les signaler aux diverses applications de la méthode, nous insisterons seulement sur son histoire au point de vue du redressement des courbures rachitiques.

Le second chapitre traitera des indications de l'ostéoclasie, ce qui nous obligera à présenter quelques observations sur les déviations rachitiques des membres inférieurs et sur l'anatomie pathologique des membres inférieurs aussi atteints de rachitisme.

Nous démontrerons en même temps avec des faits à l'appui l'insuffisance dans certains cas du traitement maritime seul.

Le troisième chapitre sera consacré à l'étude de l'ostéoclasie et des divers procédés mis en usage pour la pratiquer. Nous nous attacherons spécialement à l'ostéoclasie manuelle, au sujet de laquelle nous avons fait quelques expériences à l'hôpital des Enfants (Sainte-Eugénie).

Au quatrième chapitre, après avoir étudié les soins consécutifs à l'opération, nous discuterons les arguments qui ont été invoqués contre l'ostéoclasie et nous essaierons de démontrer qu'on a exagéré la gravité de cette opération dont nous établirons ensuite les heureux résultats, lorsqu'elle est suivie d'un traitement approprié.

Nous examinerons dans le cinquième chapitre les observations que nous avons pu nous procurer ; elles sont malheureusement rares, cette opération n'étant guère pratiquée par les chirurgiens français.

Dans le sixième chapitre, nous poserons nos conclusions.

CHAPITRE PREMIER.

DE L'OSTÉOCLASIE.

L'ostéoclasie est une méthode qui consiste à fracturer les os artificiellement, sans déchirure de téguments, dans un but thérapeutique.

Que la fracture soit complète ou qu'il y ait simple infraction de l'os, l'opération a atteint son but lorsqu'on a rendu au membre son attitude normale.

C'est naturellement aux os longs que l'ostéoclasie a été appliquée et plus spécialement aux membres inférieurs. En effet, les déviations pathologiques qui les atteignent présentent une gravité toute particulière, à cause de l'importance fonctionnelle plus ou moins prononcée qui en est la suite.

Aussi est-ce pour des affections de ce genre que la méthode a tout d'abord été employée, et c'est dans ces cas qu'aujourd'hui encore elle trouve le plus souvent son indication.

L'ostéoclasie se pratique par deux procédés :

Premièrement on tente le redressement et la rupture de l'os en employant seulement les mains, c'est l'ostéoclasie manuelle.

Deuxièmement, lorsque par ce moyen on n'a pas pu vaincre la résistance de l'os, on a recours à des machines que nous indiquerons plus tard : c'est l'ostéoclasie mécanique.

La première manière de procéder a dû se présenter de bonne heure à l'esprit des chirurgiens en présence des difformités quelquefois si prononcées et si nuisibles aux

Aysaguer. 2

fonctions du membre qui succèdent aux fractures vicieusement consolidées. Nous trouvons en effet dans un excellent travail publié par M. Nepveu (1), dans les *Archives générales de medecine*, qu'il faut faire remonter à Hippocrate la première application du redressement forcé des os pour les déviations des membres inférieurs succédant à une fracture. Il ajoute que Celse, Galien, Albucasis, Fabrice d'Aquapendente considéraient ce redressement comme facile, mais alors seulement que le cal était récent et n'avait pas encore acquis une grande solidité.

Doit-on voir dans cette pratique ancienne l'idée première de l'ostéoclasie? Nous l'accordons volontiers, mais nous ne saurions la considérer comme l'application proprement dite de la méthode, puisque toute l'indication se borne au redressement forcé d'un os qui n'est encore qu'imparfaitement consolidé. Jamais on ne poussait les tentatives jusqu'à la fracture complète de l'os, bien que l'observation de chaque jour fût là pour démontrer que les solutions de continuité du tissu osseux, se séparent toujours sans accident lorsqu'il y a intégrité des parties molles qui les recouvrent, que l'air extérieur ne peut communiquer avec le foyer de la fracture.

Les premières tentatives sérieuses d'ostéoclasie ne furent faites qu'au xviiᵉ siècle.

De Lamotte (2) et Muys (3) furent les premiers qui posèrent en principe la nécessité de fracturer les os vicieusement consolidés, et qui en firent l'application.

Leur pratique ne fut pas suivie cependant des chirurgiens

---

(1) Nepveu. Arch. gén. de méd. et de chir., 1875. Etude sur l'ostéotomie et sur l'ostéoclasie au point de vue orthopédique, p. 333.

(2) De Lamotte. Traité complet de chirurgie. Paris, 1722, in-12, 8 vol.

(3) Muys (Wien Guillaume). Leyde 1738.

qui leur succédèrent, et nous voyons J.-L. Petit (1) aban-
donner à elles-mêmes les fractures avec cal vicieux.

C'est avec Dupuytren (2) que reparaît de nouveau l'indi-
dication de la rupture de ces cals. Mais l'illustre chirurgien
de l'Hôtel-Dieu s'appuyant sur sa théorie de la consolidation des fractures par un cal provisoire qui était rem-
placé plus tard par un cal définitif, pensait qu'on ne devait
essayer la rupture que dans la première période de développement du cal, et qu'on ne devait plus y songer lorsque
le cal définitif était constitué.

Nous sommes loin aujourd'hui de ces idées sur la formation du cal, et les progrès des études histologiques ont
singulièrement modifié sur ce point les idées des chirurgiens.

Mais, à l'époque où cette théorie était défendue par
Dupuytren, la grande autorité du maître l'avait faite accepter de la plupart des chirurgiens, et par suite sa pratique, à l'égard des cals vicieux, était généralement suivie.

Aussi voyons-nous P.-H. Bérard (3), dans sa thèse de
concours pour l'agrégation en chirurgie (1826), adopter ces
idées et limiter seulement à la période du cal provisoire les
indications de la fracture pour remédier aux difformités
des membres.

Sanson (4), dans son article du Dictionnaire de chirurgie
et de médecine pratiques (1832) sur les fractures, pose les
mêmes préceptes qu'on retrouve, du reste, indiqués dans

(1) I.-L. Petit. Traité des maladies des os. Paris, 1705.
(2) Dupuytren. Leçons de clin. chir., t. I, et V.
(3) Berard (P.-H.). Reformandum ne callum vitiosum fragmentis
fracturæ male coaptatis. Quousque et quomodo. Th. concours agrégat.
chirurgie. Paris, 1826, in-4.
(4) Sanson. Diction. de méd. et de chir. pratiques. Paris, 1832, t. VIII,
art. Fractures.

plusieurs thèses du temps et en particulier dans celle de Jacquemin (1) (1822).

A la même époque cependant Asterlen (2) (Jos. Friêd), en Allemagne, étendait les indications de l'ostéoclasie appliquée au cal vicieux, et pratiquait le redressement forcé par fracture sans s'occuper de l'ancienneté du cal De nombreux succès couronnèrent ses opérations, et l'ostéoclasie se généralisa surtout dans les cas où la consolidation vicieuse empêchait les fonctions du membre; et, dans la thèse de concours de Laugier (3), on ne retrouve plus les restrictions que Dupuytren apportait au sujet de l'époque à laquelle il était permis d'intervenir.

Depuis, la méthode a été bien souvent appliquée, en particulier par Louvrier, Maisonneuve, A. Thierry (4). Approuvée par Malgaigne (5), elle est aujourd'hui acceptée par tous les auteurs classiques, comme Nélaton (6), Follin et Duplay (7), Jamin et Terrier (8).

Mais c'est surtout en Allemagne que, dans ces derniers temps, l'ostéoclasie a été appliquée avec succès à la rupture des cals vicieux.

C'est ainsi que, dans son Traité des fractures, Gurlt (9) a

(1) Jacquemin. Dissertation sur la possibilité et les moyens de faire céder les cals pour corriger les difformités provenant des parties vicieusement consolidées, th. Paris, 1822, n° 140.

(2) Asterlen (J.-F.). Sur la rupture du cal (trad. française par Maurer), Strasbourg, 1828, in-4.

(3) Laugier. Des cals difformes et des opérations qu'ils réclament, th. de concours, Paris, 1841, in-8.

(4) A. Thierry. Du redressement des os fracturés in l'Expérience, t VIII, p. 209, 1841.

(5) Malgaigne. Traité des fractures et des luxations.

(6) Nelaton. Eléments de pathologie chirurgicale.

(7) Tollin et Duplay. Traité élémentaire de pathologie externe.

(8) Jamin et Terrier. Manuel de pathologie chirurgicale.

(9) Gurlt. Traité des fractures.

pu réunir 84 ostéoclasies pour cal vicieux faites soit à la
main, soit à l'aide de machines, sans qu'il y ait jamais eu
un seul accident. Les observations publiées par Billroth (1),
Wolkmann (2), concordent du reste avec les statistiques de
cet auteur, et s'accordent à reconnaître les bons résultats
de cette opération et l'absence complète de complications
dans tous les cas.

Mais les indications de l'ostéoclasie ne se bornent pas
au seul redressement des cals vicieux. La méthode a depuis
longtemps été appliquée à la rupture des ankyloses osseuses dans lesquelles elle comporte deux choses bien dis-
tinctes : soit la rupture de l'ankylose elle-même, soit la
rupture de l'os ankylosé dans une portion de sa continuité
le plus près possible de l'ancienne articulation. On n'a recours à ce dernier moyen que lorsque des tentatives répétées
ont bien démontré l'impossibilité de rendre les mouvements
à l'articulation. Du reste, le fait se produit quelquefois
alors même qu'on ne le cherche pas, pendant les efforts que
fait le chirurgien pour rétablir le jeu de l'articulation. On
peut obtenir par ce moyen soit une pseudarthrose qui
supplée à la jointure ankylosée, soit remettre dans la rectitude un membre dévié et dont la direction anormale gê-
nait plus ou moins le malade. Du reste, les cas de guérison
d'ankyloses à la suite d'accidents qui avaient déterminé
tantôt la rupture des articulations, tantôt la fracture des
os vicieusement immobilisés, devaient naturellement faire
songer à appliquer l'ostéoclasie au traitement de cette affection.

Nous citerons parmi les cas de guérison en quelque sorte

(1) Billroth dans Gussembauer. Méthoden der Kunstlichen Tren-
nung der Knochen. Arch. de Langenbeck, t. XXVIII, p. 1, 1875.
(2) Wolkmann Beitrage zur klin. Chirurgie.

spontanés et par ostéoclasie accidentelle, celui de Meckren (1), *de cubito rigido subito curato* (1682) ; celui de Fabrice de Hilden (2) pour une ankylose du poignet, et les
deux cas que Cazenave (3), de Bordeaux, a rapporté dans
le Journal des connaissances médico-chirurgicales.

Cependant, si la rupture des ankyloses par les procédés
de force date de loin, il faut bien le dire, elle n'a pas été
toujours exempte de dangers. Louvrier (4) en particulier
qui a pratiqué souvent cette opération, a eu quelquefois
des accidents redoutables, tels que la déchirure de la peau,
la déchirure des artères, et sa statistique qui porte sur
21 cas, en compte 5 qui ont eu une terminaison fatale.

Maisonneuve (5) qui avait généralisé encore la méthode
de la division des os par l'ostéoclasie, puisqu'il brisait avec
son diaclaste les os des membres qu'il amputait, a eu, lui
aussi, de nombreux revers qui ont un moment jeté un
certain discrédit sur la méthode. On paraît cependant aujourd'hui revenir à une meilleure interprétation des faits,
et tout en reconnaissant que, dans certains cas, l'intervention peut être la source de graves accidents si on fait un
emploi inconsidéré d'une force trop grande, on admet généralement l'ostéoclasie dans les ankyloses, mais en y
apportant certaines restrictions suivant l'état des parties
molles et l'intégrité plus ou moins parfaite du système

(1) Meckren (Job.-Van). De cubito rigido subito curato, 1683, p. 98.
(2) Fabrice de Hilden. In med. operat. Appareils et bandages de
Sedillot et Legouest, t. I, Paris, 1870, in-8.
(3) Cazenave. Ankylose accidentellement guérie. Journal des Connaissances méd. chirurg., 1837, t. IV, p. 20.
(4) Louvrier. Institut pour le redressement des membres, 1841, et
Rapport de Bérard à l'Acad. méd., t. VI, p. 637, 1841-42.
(5) Maissonneuve. Application de la méthode diaclasique au redressement des membres inférieurs dans les cas d'ankylose angulaire du
fémur. Gaz. des hôp. 1862, p.420 et clin. chirurg., t. I, p. 362.

artériel (athérome). Du reste, ces accidents ne se sont jamais produits dans les cas de redressement de cals vicieux et de courbures rachitiques, et ne doivent par conséquent pas faire condamner l'emploi de l'ostéoclasie dans ces affections, d'autant plus que même pour les ankyloses la plupart des auteurs approuvent l'intervention. Ph. Boyer (1) dans sa thèse de concours s'en montre partisan dans certains cas, et M. le professeur Richet (2) dans sa thèse sur les opérations applicables aux ankyloses recommande d'essayer le redressement.

Les auteurs étrangers sont favorables aussi à l'ostéoclasie dans les ankyloses, comme on peut s'en assurer par le travail de Nussbaum (3) sur la pathologie et le traitement des ankyloses publié en 1862. Mais c'est surtout dans la discussion qui a eu lieu en 1870 au congrès de Lyon que les indications du traitement des ankyloses ont été bien posées dans les communications de Delore (4), Pravaz (5), Philippeaux (6) et Palasciano (7).

On ne doit pas s'étonner de voir recommander l'ostéoclasie pour le redressement des ankyloses en présence des opérations bien autrement graves proposées, par de nombreux chirurgiens. Quelle différence en effet, au point de vue de la gravité des suites de l'opération entre une simple

---

(1) Ph. Boyer. De l'ankylose, th. de concours, Paris, 1848.

(2) Richet. Des opérations applicables aux ankyloses, 1850.

(3) Nussbaum. Die Pathologie und Therapie der Ankylosen. Munichen, 1862.

(4) Delore. Du traitement des ankyloses. Examen critique des diverses méthodes. Congrès de Lyon, 1870.

(5) Pravaz. Congrès de Lyon.

(6) Philippeaux. Congrès de Lyon.

(7) Palasciano. Journal de Lyon, 1847, et Bull. de thérap., t. XXXIII, p. 241, 1847.

fracture et l'ostéotomie que pratiquait Rhea Barton (1),
dont la méthode était approuvée et suivie par Velpeau lui-
même.

La méthode des résections donne cependant de beaux
succès, ainsi que l'a établi O. Heyfelden (2); mais ce n'est
que comme dernière ressource qu'on doit y avoir recours,
et l'ostéoclasie est toujours préférable, comme le démontrent les quelques faits que nous allons citer. Langenbeck,
de Hanovre (3) en 1854, a guéri par l'ostéoclasie une ankylose osseuse du genou, Maisonneuve (4) dans un cas d'ankylose angulaire de la hanche a rompu le fémur au-dessous
des trochanters. Verneuil (5) l'a brisé aussi chez un jeune
homme atteint de coxalgie avec ankylose. Billroth (6) a
traité par la rupture des os, avec de très-bons résultats,
deux ankyloses du genou et une ankylose de la hanche.
Ollier (7) a trois fois fracturé l'olécrâne soudé à l'humérus,
et Valette (8) a également obtenu par l'ostéoclasie de très-
bons résultats pour corriger une attitude vicieuse du fémur, consécutive à une coxalgie. Nélaton et Desprès (9)
père ont aussi intentionnellement cassé le col du fémur, et
Tillaux (10) il y a quelques années a communiqué un fait

(1) Rhea Barton. On the treatment of ankylosis by the formation of
artificial joints. Philadelphia, 1827.

(2) O. Heyfelden. Traité des résections, traduit de l'Allemand par
E. Bœckel. Paris et Strasbourg, 1863.

(3) Langenbeck, de Hanovre. Cité par Nepveu, loc. cit.

(4) Maisonneuve. Gaz. des hôp., 1862, et Clin. chirurg., t. I, p. 682.

(5) Verneuil. Cité par Nepveu, loc cit.

(6) Billroth. Pathol. gén., p. 618.

(7) Valette. Dict. de méd. et de chir. prat., art. Hanche, t. XVII et
art. Coxalgie, t. X.

(8) Ollier. Cité par Nepveu, loc. cit.

(9) Nelaton et Desprès père. Cité par Nepveu, loc. cit.

(10) Tillaux. Soc. de chir., p. 353, 1875, t. I.

analogue à la Société de chirurgie. Il brisa le col du fémur ; le succès fut très-beau, et le malade put se lever et marcher aisément au bout de quelques mois.

Nous n'avons pas à défendre ici la valeur de cette opération ; nous ne pouvons cependant nous empêcher de constater les bons résultats quelle donne. Aussi est-elle approuvée par tous les auteurs classiques, Nélaton, Follin et Duplay, Jamin et Terrier. Dans un article du dictionnaire de médecine et de chirurgie pratiques sur l'ankylose, Dénucé (1) la juge ainsi : Cette opération, qui rompt l'ankylose elle-même ou qui fracture l'os ankylosé dans sa continuité au-dessus ou au-dessous de l'ankylose, restera dans la chirurgie, car elle ne produit que des désordres sous-cutanés, et l'on connaît bien la gravité des opérations importantes (ostéotomie, résection), les seules qui en dehors de l'ostéoclasie peuvent être opposées aux ankyloses complètes.

Ce rapide exposé des applications de l'ostéoclasie nous paraît plaider suffisamment en faveur de la méthode, d'une part à cause des résultats qu'elle permet d'obtenir, d'autre part parce qu'elle est absolument exempte de dangers. Aussi sommes-nous étonnés de la voir si rarement appliquée aux déviations rachitiques des membres. Cependant ces déviations peuvent dans quelques cas être tellement prononcées qu'elles entravent les fonctions du membre au même titre si ce n'est plus qu'un cal vicieux ou qu'une ankylose. Les cas où on l'a appliquée sont rares et les premières tentatives ne remontent pas bien loin. Mais avant de nous en occuper, nous signalerons à titre seulement de

(1) Dénucé. Dict. méd et chir. pratiques art. Ankylose, p. 543.

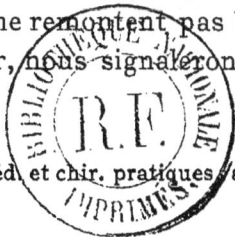

renseignement et sans les approuver les faits de Rizzoli (1)
et de Meyer.

Le chirurgien de Bologne était tellement convaincu de
la complète inocuité de la méthode, qu'il a préconisé la
rupture d'un membre sain pour compenser le raccourcissement d'un membre lésé. Malgré le succès qui a couronné
la tentative audacieuse de l'illustre chirurgien, il ne trou-
vera guère, croyons-nous, d'imitateurs. Nous en dirons
autant de Meyer (2), de Wurtzbourg, qui non-seulement a
pratiqué l'ostéoclasie dans des cas analogues, mais qui a
même fait une résection d'un fémur sain pour obvier à un
raccourcissement congénital de celui du côté opposé. Bœckel, Eug., de Strasbourg (3), qui a constaté *de visu* les résultats de Meyer, dit qu'on ne saurait douter de ses succès ;
mais il ajoute que ce n'est pas une raison suffisante pour
l'imiter et pour adhérer pleinement à son opinion.

Pendant longtemps les chirurgiens ne se sont pas occupés des courbures rachitiques. On se contentait de pres-
crire aux petits malades le traitement général par l'huile
de foie de morue, le phosphate de chaux et les toniques de
toute sorte, et on s'en remettait à la nature du soin de redresser les courbures quand la maladie entrerait dans la
période de réparation.

Dans bien des cas, il faut le dire, les courbures rachitiques disparaissent sans aucune intervention. Des soins
éclairés, le séjour au bord de la mer sont les conditions les
plus favorables pour obtenir cet heureux résultat. Mais il
n'en est pas toujours ainsi, et on rencontre encore assez

1) Rizzoli, de Bologne. Mém. Acad. sc. Bologne, 1858. et Boll. delle
scienze mediche Bologna, série 4, t. IX, février, 1858.

(2) Meyer, de Wurtzbourg. Deutsche klin. 1856.

(3) Eug. Bœckel. Cité dans Reuss. Sur l'ostéotomie dans les courbures rachitiques, th. Paris, n° 90, p. 8, 1878.

fréquemment, dans les hôpitaux, des malades dont les tibias et les fémurs présentent les déviations les plus prononcées, résultat d'un rachitisme de l'enfance et chez lesquels le traitement général n'a pas snffi pour ramener les membres à leur position normale.

Frappé de ces inconvénients, Delpech (1) le premier essaya de prévenir ou de combattre ces courbures à l'aide d'appareils dextrinés ; et de. nombreux appareils orthopédiques ont été maintes fois appliqués dans ce but. Nous apprécierons plus tard leur valeur.

Quant à l'ostéoclasie à proprement parler, il n'en est pas question. Nous la trouvons signalée pour la première fois comme traitement des courbures rachitiques en 1843 par Jules Guérin, qui l'applique en même temps aux difformités dues à des cols vicieux rachitiques.

M. Jules Guérin, dont les remarquables travaux sur l'orthopédie avaient été couronnés par l'Académie de médecine, fut chargé en 1839 d'un service à l'Hôpital des Enfants. A la suite de contestations qu'il eut avec Guersant et pour répondre à des insinuations malveillantes, M. Jules Guérin demanda la nomination d'une commission chargée de contrôler les résultats de sa pratique.

Le conseil général des hôpitaux et hospices civils de Paris délégua, par arrêté du 3 aoûf 1843, une commission composée de MM. Rayer, Louis, Breschet,. Jobert, Blandin et nomma M. Orfila pour président.

C'est dans le rapport (2) présenté en 1848 par cette commission au délégué du gouvernement provisoire que nous trouvons la première observation d'ostéoclasie véritable

(1) Delpech. Cité par Nepveu, loc. cit.
(2) Rapport au délégué du gouvernement provisoire sur les traitements orthopédiques de M. J. Guérin, 1848.

pour le redressement des courbures rachitiques. Il renferme
encore quelques observations de rupture de cols vicieux
chez les rachitiques associées suivant les cas à la ténotomie
et à la myotomie. L'ostéotomie est même indiquée dans
une des observations; mais l'idée première d'après M. Gué-
in serait serait due à Jobert de Lamballe, qui aurait le
premier pratiqué cette opération en enlevant un coin dans
la longueur d'un os pour redresser une incurvation rachitique.

L'ostéoclasie cependant, malgré les bons résultats qu'elle
avait donnés entre les mains de M. Guérin, était complètement abandonnée en France. En Allemagne et en Angle-
terre, quelques tentatives, mais encore peu nombreuses,
avaient été faites lorsque l'attention fut de nouveau attirée
sur ce point à propos du rapport de M. Tillaux (1) à la Société de chirurgie au sujet d'un travail de M. Eugène Bœckel,
de Strasbourg, sur l'ostéotomie dans les courbures rachitiques. La discussion s'engagea dans les séances du 16 et du
23 février 1876; un grand nombre de chirurgiens y prirent
part. Les avis furent très-partagés sur la valeur de l'ostéotomie, mais nous n'avons point à nous en occuper ici.

Ce que nous avons relevé d'intéressant pour notre sujet
dans le compte-rendu de ces séances a trait aux divers
moyens de traitement qu'on peut mettre en usage avec
succès pour combattre les courbures rachitiques. M. Le Fort,
qui cite en même temps l'opinion de Malgaigne, prétend
que, dans la plupart des cas, l'application des appareils
suffit pour obtenir le redressement des os.

M. Blot ne voit aucune indication d'intervenir chez les
rachitiques avant l'âge de 10 ans. Pour M. Depaul, on doit
même attendre jusqu'à 15, et il a vu bien souvent des cour-

(1) Soc. de chir. Séances du 16 et 23 février 1876.

bures rachitiques s'effacer ou s'atténuer considérablement
en suivant cette sage pratique Tel est l'avis de M. Verneuil, qui pense que l'application des appareils prolongée
même plusieurs années suffit le plus souvent.

Mais c'est surtout dans les faits cités par M. Marjolin
que nous trouvons les meilleurs arguments en faveur de
l'ostéoclasie. Ce chirurgien, en effet, voulant éclairer la
question, s'est adressé à M. Perrochaud, médecin de l'hôpital de Berck-sur-Mer, qui lui a fourni les renseignements suivants : sur 79 enfants rachitiques qu'il a traités
à Berck depuis 1870 par l'usage seul des bains et de l'air
de la mer, 30 ont guéri, 32 ont été améliorés, 7 sont restés
infirmes, 6 ont succombé, et 4 ont été repris par leurs parents.

L'âge le plus favorable à la guérison serait de deux à
huit ans; passé cette limite, elle peut encore être obtenue,
mais il faut un séjour très-prolongé sur le bord de la mer.

Et M. Marjolin termine en disant : « La communication
de M. Perrochaud démontre donc clairement que le meil-
leur moyen de guérir les déviations, surtout dans l'enfance, c'est de soustraire l'individu à la cause réelle du
rachitisme, c'est-à-dire à la mauvaise alimentation et aux
conditions hygiéniques défectueuses au moment du se-
vrage. »

Tout en reconnaissant l'extrême importance du traitement par les bains et l'air de la mer, nous ne pouvons cependant nous empêcher de trouver dans les chiffres mêmes
qu'a cités M. Marjolin un puissant argument en faveur de
l'ostéoclasie. En effet, les guérisons ne s'élèvent seulement
pas à la moitié. Quant aux améliorations, il faudrait peut-
être montrer davantage jusqu'à quel point elles se sont
produites ; c'est ce que nous avons fait en recherchant un
certain nombre d'enfants améliorés. Enfin sept sont restés

infirmes, c'est-à-dire un dixième. Ces résultats ont leur éloquence, et personne ne contestera, je pense, l'utilité chez les rachitiques de joindre au traitement marin une intervention un peu plus active, selon les cas qu'on aura à traiter.

Du reste, à la Société de chirurgie, MM. Panas, Trélat et Le Fort ont déclaré se rallier à l'ostéotomie lorsque tous les autres moyens auront été employés sans succès. Et de tous ces moyens, nous devons le dire, le plus utile, mais qui n'est malheureusement pas toujours applicable, c'est l'ostéoclasie, qui a l'immense avantage de n'exposer en rien le malade. Tel est, du reste, l'avis de M. le professeur Panas, qui l'a pratiquée deux fois avec les meilleurs résultats et sans avoir déterminé chez ses malades la moindre réaction générale.

Cependant, malgré tous ces avantages, l'ostéoclasie a été peu pratiquée. Meyer, de Vutzbourg, l'aurait pratiquée vers 1852, mais nous n'avons trouvé qu'une indication assez vague et pas d'observation. Les seuls faits que nous avons pu recueillir sont les observations de M. Guérin : un cas de redressement des os et trois cas de rupture de cals vicieux rachitiques; deux faits de Bilroth cités dans Gussembauer (1) et sept de Volkmann (2), les deux malades de M. Panas et les deux cas de M. Terrillon.

Le succès a toujours répondu aux espérances des chirurgiens et jamais on n'a signalé la moindre complication, pas plus que dans les cas de simple redressement sans infraction, sans rupture des os, comme le pratiquait Delpech.

Dans le *The Lancet* (3), Messenger Bradley publie quel-

(1) Gussenbauer. Die methoden der Künstlich. Knochentrennung, etc. in Arch. f. kl. chir. Bd XVIII, p. 1. Berlin, 1875.
(2) Volkmann. Beitrage zur klin. chirurgie (n° 224).
(3) Messenger Bradley. The Lancet, 21 juillet 1877.

ques cas de courbures rachitiques qui ont résisté aux bandages et aux manipulations forcées pratiquées sous l'influence du chloroforme ; il signale bien les avantages de l'ostéoclasie, mais n'apporte aucun fait à l'appui. Du reste, cette absence d'observations nous a souvent frappé dans le courant des recherches que nous avons faites pour notre travail. Tous les auteurs qui ont pratiqué l'ostéotomie recommandent d'avoir recours d'abord à l'ostéoclasie, qui ne présente aucun danger, mais ils bornent là leurs indications sur ce point.

En France, cette question de la rupture des os est bien signalée par la plupart des auteurs classiques : Jamin et Terrier, Nélaton, Follin et Duplay, ainsi que dans les articles de dictionnaire ; mais la plupart ne citent l'ostéoclasie que pour la condamner. Nous aurons à discuter leur opinion.

Quant aux traités spéciaux, ils ne s'en occupent pas. Nous n'avons rien trouvé s'y rattachant dans les leçons d'orthopédie de Malgaigne (1), pas plus que dans le traité plus ancien de Mellet (2).

C'est seulement dans les *Archives générales de médecine* de 1875 que nous avons trouvé dans un article très-bien fait de M. Nepveu, que nous avons déjà eu l'occasion de citer plusieurs fois, sur l'ostéoclasie et sur l'ostéotomie au point de vue orthopédique, quelques paragraphes consacrés à l'ostéoclasie pour redresser les courbures rachitiques.

Lorsque la discussion qui s'éleva, en 1876, à la Société de chirurgie eut remis ces questions à l'ordre du jour, M. J. Guérin, qui avait le premier pratiqué l'ostéotomie et

(1) Malgaigne. Leçons d'orthopédie publiées par Guyon et Panas. Paris, 1862.
(2) Mellet. Manuel pratique d'orthopédie. Paris, 1835.

l'ostéoclasie, vint réclamer à la tribune de l'Académie de médecine en faveur de l'origine toute française de la nouvelle méthode, qu'accaparait aujourd'hui, avec leurs procedés habituels de bonne foi scientifique, les chirurgiens allemands. Nous reproduisons en entier sa légitime réclamation.

« L'attention des chirurgiens a été récemment rappelée sur une opération toute française, oubliée ou méconnue, et qui n'a dû son retour sur la scène chirurgicale que grâce à une réimportation exotique. Dans ces conditions, M. J. Guérin a cru devoir rappeler ce qu'on paraissait avoir oublié. Au mois de juin 1843, dit-il, je faisais connaître le résultat de 360 cas de difformités rachitiques, dont 46 de courbure par cal vicieux. Mon relevé portait que, sur 360 cas, il y avait eu 76 guérisons complètes, 49 améliorations, 48 sans amélioration et 233 non traités ou en traitement. Parmi les cas de courbures rachitiques, les unes régulières et récentes, les autres anguleuses et résultant de cals vicieux, il y avait eu des guérisons obtenues : 1° par un simple traitement général et sans appareil ; 2° par ce traitement, secondé d'appareils mécaniques ; 3° par la rupture et le redressement extemporanné de ces courbes ; 4° enfin par l'ostéotomie.

» Après cette rectification historique, ajoute M. Guérin, deux points plus importants pour la science et pour l'art restent à régler.

» Les chirurgiens étrangers qui m'ont emprunté ma pratique ont négligé d'en emprunter les principes qui en motivent et règlent l'application. »

Tels sont les seuls documents que nous avons pu réunir sur la question, car nous avons jusqu'ici omis à dessein de parler du redressement du *genu valgum*. Cependant c'est bien là une affection le plus souvent d'origine rachitique, comme l'a établi Delore (1), et pour laquelle le redressement extemporané est employé depuis longtemps avec succès et sans avoir jamais déterminé d'accidents graves.

De trop nombreux travaux, parmi lesquels il convient surtout de citer la thèse de Barbier (2), ont établi la valeur de la méthode qui a, du reste, été approuvée à diverses reprises par la Société de chirurgie (3) pour que nous ayons besoin d'y insister de nouveau. Il nous suffira de signaler les chiffres de Delore, qui n'a eu aucune complication sur les 374 qu'il a opérés, pour y trouver une confirmation nouvelle des avantages de l'ostéoclasie.

CHAPITRE II.

DES INDICATIONS DE L'OSTEOCLASIE DANS LE RACHITISME.

Nous venons d'examiner les cas auxquels l'ostéoclasie a été appliquée, et dans ce rapide aperçu historique, nous nous sommes attaché à faire ressortir avec des chiffres à l'appui les heureux résultats qu'on avait obtenus et l'absence totale d'accidents, sauf dans quelques cas d'ankylose complète. Mais ces faits malheureux doivent être attribués bien moins à la méthode, qu'à son application intempestive. C'est toujours, en effet, lorsque les parties molles étaient chroniquement enflammées autour de l'articulation, les vaisseaux plus ou moins athéromateux et qu'on avait

(1) Delore. Association pour l'avancement des sciences. Congrès de Lyon, 1873.
(2) Barbier. Du Genu valgum. Th. Paris, 1874.
(3) Société de chirurgie, p. 599, t. III, 1877.

en même temps développé une force trop considérable, qu'ils se sont produits. Du reste, ces cas exceptés, et ils sont rares, en même temps qu'ils ne touchent que de loin à notre sujet, on ne saurait contester l'innocuité complète de l'ostéoclasie. Comment pourrait-il en être autrement, puisque dans les procédés que nous défendons il ne s'agit que de produire une fracture incomplète ou même complète suivant les cas et toujours sans déchirure des téguments. C'est là le point capital.

Si les fractures comportent souvent un pronostic sévère lorsque leur foyer communique avec l'air extérieur, tous les chirurgiens s'accordent pour reconnaître la bénignité relative des fractures simples des os longs des membres, lorsqu'il y a intégrité absolue des parties molles, comme c'est le cas dans l'ostéoclasie, qui ne détermine même pas les contusions des tissus si fréquentes dans les fractures simples.

Aussi on a toujours constaté que les ruptures volontaires des os se comportent avec la plus grande simplicité et généralement ne déterminent même pas le moindre retentissement général.

C'est là une importante considération qui fait, qu'elles ont indiquées pour redresser les courbures rachitiques des membres.

La méthode ne doit cependant pas être appliquée à tous les malades, l'observation de tous les jours démontrant, d'une part, qu'un grand nombre de déviations rachitiques guérissent sans aucune intervention lorsque sous l'influence de bonnes conditions hygiéniques, du traitement général, des bains et de l'air de la mer, la maladie entre dans une phase de réparation; d'autre part, que les os subissent après la guérison une sorte de sclérose qui en rend difficile et souvent même presque impossible la rupture.

Mais entre ces deux extrêmes on trouve de nombreux cas dans lesquels on obtient par l'ostéoclasie un redressement qu'on n'aurait pu attendre du traitement médical, en même temps que cette opération ne présente pas la gravité de l'ostéotomie, qui est seule applicable lorsque la sclérose de l'os a atteint un certain degré.

Nous allons, du reste, examiner les deux cas :

La guérison en quelque sorte spontanée des courbures rachitiques sous l'influence du traitement général est connue depuis bien longtemps, et c'est peut-être même à cela qu'il faut attribuer l'opinion de la plupart des chirurgiens qui se montrent peu partisans de l'intervention.

Dans un grand nombre de cas, nous nous rallions à leur opinion. Il est évident qu'on ne saurait approuver une opération chirurgicale si inoffensive qu'elle soit, lorsqu'il suffit de s'en remettre aux seuls efforts de la nature pour obtenir la guérison.

C'est dans ce sens que nous nous rattachons aux idées émises à la Société de chirurgie (1) par MM. Depaul et Blot; mais nous croyons qu'ils ont trop étendu à tous les cas l'efficacité du traitement général seul.

Si nous nous rapportons, en effet, à la statistique de M. Perrochaud, de Berck, citée par M. Marjolin, nous voyons que sur 79 rachitiques, traités à Berck, 30 seulement ont guéri, c'est-à-dire moins de la moitié. C'est, on le voit, un résultat assez peu satisfaisant; il est vrai que 32 autres ont été améliorés.

Afin de mieux apprécier le résultat du traitement général par les toniques et les bains de mer, nous avons relevé à l'hôpital des Enfants les adresses de quelques malades envoyés à Berck pour être traités de leurs accidents rachi-

(1) Bull. de la Soc. de chir., loc. cit.

tiques et qui en étaient revenus améliorés d'après les bulletins de la statistique officielle, et nous sommes allé les voir. Les renseignements que nous avons pu avoir sur leur état antérieur sont assez vagues. On sait, en effet, combien sont incomplets les documents des statistiques d'hôpital.

Cependant, en nous renseignant auprès des parents, nous avons pu jusqu'à un certain 'point apprécier la valeur des résultats obtenus.

On peut en juger par les exemples que nous allons citer :

I. Bogain (Marie-Eugénie), âgé de 5 ans 1ŗ2, au moment où elle est partie pour Berck, habitant actuellement boulevard Haussmann, 31.

Cette enfant, atteinte de courbures rachitiques portant surtout sur les tibias, accompagnées de genu valgum très-prononcé, a été envoyée à Berck, le 15 septembre 1877, et y reste treize mois. Elle est rentrée à Paris dans sa famille le 12 octobre 1878. C'est dans le courant de janvier que nous avons pu la voir et apprécier ainsi les résultats du traitement maritime.

Eh bien, il suffit d'interroger les parents pour en juger des résultats. L'enfant est revenu aussi impotente qu'à son départ, et le père, employé de commerce, homme intelligent qui répond très-bien aux questions qu'on lui adresse, refuse pour son enfant le bénéfice d'une nouvelle saison qui lui avait été offerte par les médecins qui l'avaient primitivement traitée.

Pour nous, qui avons examiné l'enfant à un point de vue complétement désintéressé, nous avons constaté chez elle la persistance des déformations rachitiques pour lesquelles elle avait été traitée pendant treize mois, par M. Perrochaud. (Courbure du tibia droit à concavité interne, genu valgum du côté gauche entravant les fonctions des membres.)

II. Leroy (Julien-Edmond), 2 ans 1ŗ2, demeurant rue Saussure, 95, a été envoyé à Berck, le 25 novembre 1876, pour des déviations rachitiques des tibias : c'est un enfant qui présente en même temps tous les attributs du tempérament scrofuleux. Il est resté sur les bords de la mer jusqu'au 25 novembre 1878, c'est-à-dire près de deux ans.

Son état est si peu amélioré que la famille sollicite aujourd'hui de nouveau la rentrée à l'hôpital.

III. Durand (Marie-Augustin), 3 ans 1[2, rue d'Arras, 9, a été envoyé à Berck, le 14 juillet 1877 ; il en est revenu le 25 novembre 1878 avec des déformations des membres inférieurs entravant les fonctions à un degré au moins aussi prononcé qu'à son départ, s'il faut en croire le dire des parents, et nous avons pu nous-même constater combien la marche était difficile chez cet enfant qui ne reposait que sur le bord externe du pied.

IV. Le nommé Tuchet (Auguste), âgé de 3 ans 1[2, rue Vavin, 14 *bis*, est parti pour Berck, le 16 juin 1877 et en est revenu le 9 juillet 1878. Il était atteint de déviations rachitiques portant sur les tibias. Nous avons vu cet enfant il y a quinze jours à peine. Il a encore des déformations très-prononcées. Malheureusement ces considérations sont secondaires, l'état général de cet enfant faisant prévoir chez lui une terminaison fatale à bref délai. Nous avons cru cependant devoir le citer pour établir une fois de plus que le séjour au bord de la mer et le régime nosocomial ne suffisent pas dans tous les cas pour rappeler à la santé des organismes délabrés.

V. Bordeau (Charles), 5 ans 1[2, cité de la Mairie, 2, à Montmartre, est resté à Berck du 18 août 1874 au 17 septembre 1876. A son départ, cet enfant atteint de déviations très-prononcées des membres inférieurs, marchait assez péniblement, les jambes écartées. Après deux ans de séjour au bord de la mer, il est revenu dans sa famille. Mais il était si peu amélioré que lorsque nous sommes allé dans son quartier pour avoir de ses nouvelles, les premières personnes auprès desquelles nous nous sommes renseigné nous l'ont toutes désigné sous le nom de l'estropié.

Ces quelques exemples, pris au hasard sur le registre d'un hôpital, peuvent donner une idée des résultats incomplets que donne dans plus de la moitié des cas le traitement médical employé seul à l'exclusion de toute interven-

tion chirurgicale. Nous aurions voulu les multiplier da
vantage ; il ne nous a malheureusement été possible de le
faire à cause de la difficulté que l'on a à retrouver la plupart de ces enfants dont les parents ont souvent changé de
domicile sans qu'on puisse savoir ce qu'ils sont devenus.
Ajoutons à cela que sur les malades traités à Berck, et
cités dans cette statistique, 7 sont restés complétement infirmes.

On pourrait objecter, il est vrai, que ces enfants ont été
traités sans l'emploi d'aucun appareil, M. Perrochaud (1)
trouvant qu'ils présentent plus d'inconvénients que d'a-
vantages.

Tel n'était pas l'avis de Delpech, qui essayait le redressement suivi de l'application d'appareils, et à la Société de
chirurgie, M. Verneuil a, lui aussi, signalé les heureux
résultats qu'on pouvait retirer des appareils orthopédiques, mais à une condition toutefois, c'est qu'on les fît
porter à l'enfant non pas quelques mois, mais une année et
même plus.

Les appareils, nous ne le contestons pas, nous paraissent rendre de grands services pour le redressement, mais
surtout après l'emploi de l'ostéoclasie.

Car lorsqu'on affaire à des déviations très-prononcées,
ou même à des courbures moins marquées, mais de petits
rayons, on ne peut espérer d'obtenir de bons résultats
des appareils qu'en établissant au sommet de la courbure
une certaine pression, et on sait comment les enfants les
supportent mal.

Il faut encore signaler les inconvénients qu'il y a au
moment de la croissance à emprisonner trop longtemps

(1) Perrochand, cité par Marjolin. Séance de la Soc. de chirirgie,
fév. 1876.

les membres dans des appareils contentifs faciles à se déplacer et qu'il est souvent nécessaire de faire réparer, surtout lorsqu'il s'agit de petits malades appartenant à la classe ouvrière et qui ne sont pas toujours entourés de tous les soins désirables.

Aussi nous n'accordons au traitement par les appareils seuls qu'une valeur assez restreinte, bien qu'il nous paraisse déjà préférable, dans beaucoup de circonstances, à la méthode du docteur Perrochaud. Mais on ne doit pas prolonger trop longtemps leur application, afin de ne pas laisser passer le moment opportun pour l'ostéoclasie si la déviation ne se redresse pas.

Nous admettons donc, on le voit, leur utilité dans certaines limites à l'encontre de l'opinion de Boyer, qui s'exprime ainsi dans son traité des maladies chirurgicales : « Dans un temps où l'on ne considérait que l'action mécanique des muscles sur les os rachitiques comme cause capable de déformer ces derniers, on s'est beaucoup occupé de la construction de corsets, de cuirasses, de bottines et autres semblables moyens mécaniques que l'on croyait propres à corriger les difformités des membres ou du tronc. Les inventions de ce genre se sont singulièrement multipliées, et les traités d'orthopédie tiennent une place considérable parmi les livres inutiles. Tous ces moyens, incapables d'atteindre le but auquel on les destine, sont bien plutôt propres, par l'irritation qu'ils peuvent occasionner, à augmenter les vices que l'on prétend corriger (1). »

Ce n'est donc que dans les cas de courbures peu prononcées qu'on pourrait se contenter d'un traitement général seul ou combiné avec l'emploi des appareils orthopédiques.

(1) Boyer. Traité des maladies chirurgicales, 1845, t. III, p. 506.

Il ne saurait, en effet, en être question dans ces déviations rachitiques si prononcées, qu'elles ont pour conséquence essentielle de rendre à tout jamais infirmes les petits malheureux qui en sont atteints.

Sept étaient dans ce cas dans les malades traités à Berck,
et cependant qu'a-t-on fait pour eux? La chirurgie est restée impuissante, et on les a abandonnés à leur triste situation. De telles infirmités ne sont pas rares cependant, et il
suffit de parcourir le musée Dupuytren pour voir de tristes
exemples de ces déviations. Pour n'en citer qu'un : sous
le n° 529 on voit le squelette d'un malheureux rachitique
déposé par Breschet qui a publié son observation (1). Les
fémurs et les tibias du même côté présentent une forte
courbure en sens inverse et les deux jambes s'entrecroisent
en ciseaux formant un véritable 8 de chiffre. Cette disposition, on le comprend aisément, avait condamné de bonne
heure le malheureux malade à une impotence absolue. De
tels faits ne parlent-ils pas hautement en faveur d'une intervention plus active alors qu'elle est si souvent possible
et toujours inoffensive? Mais ce n'est pas seulement dans
ces cas extrêmes que nous voyons une indication à l'ostéoclasie; nous en conseillons l'application toutes les fois
que les déviations des membres mettent obstacle à ses
fonctions. Que pourrait-on, du reste, espérer dans ces cas-
là de l'expectation? Au moment où l'enfant essayera de marcher, le poids du corps ne sera-t-il pas une nouvelle cause
qui viendra s'ajouter pour tendre à augmenter les courbures en même temps que l'action musculaire viendra se
joindre pour maintenir permanente la disposition vicieuse
du pied? Naturellement, c'est toujours lorsque les courbures siégent au membre inférieur que l'on observe ces faits.

(1) Breschet. Bull. de la Fac., t. V, p. 246.

Nous ne rapporterons pas ici les nombreux exemples cités par les auteurs d'impotences fonctionnelles plus ou moins prononcées ; il nous suffira d'insister sur les graves inconvénients qu'il en résulte pour les membres et la station.

Le plus souvent les malades, lorsqu'ils présentent une courbure à concavité interne des tibias, marchent les jambes écartées et reposent surtout sur le bord externe du pied ; la convexité est-elle dirigée en dedans c'est sur le bord interne. La déviation peut être telle que, comme chez le malade cité par Follin (1), le pied repose sur le sol par sa face dorsale. Dans d'autres cas c'est sur un seul membre que porte l'altération, il devient plus court que son congénère, et une claudication plus ou moins marquée en est la conséquence pénible. En même temps on observe pour rémédier au défaut d'équilibre consécutif à ces déviations, des courbures de compensation du côté de la colonne vertébrale.

Si on n'intervient pas de bonne heure, que résulte-t-il ? Les muscles subissent un travail de rétraction consécutif et maintiennent définitive la position vicieuse alors même que la courbure de l'os tendrait à se redresser sous la seule influence des efforts curateurs de la nature. Aussi dans ces cas est-on obligé suivant l'indication de J. Guérin de pratiquer la myotomie ou la ténotomie des muscles rétractés comme complément de l'ostéoclasie.

Nous ne bornons cependant pas encore à ces seuls faits les indications de l'ostéoclasie, et c'est encore à M. J. Guérin que nous les empruntons. Nous les trouvons signalés dans le rapport fait au délégué du gouvernement provisoire, par la commission réunie sous la présidence d'Orfila. « Il faut

(1) Follin. Pathol. externe.

encore pratiquer le redressement extemporané des déviations rachitiques lorsqu'elles attaquent seulement une
partie de la longueur de l'os et présentent une courbure à
petit rayon ; dans ces cas, elles n'ont généralement aucune
tendance spontanée au redressement. »

Les os rachitiques du musée Dupuytren en présentent
du reste plusieurs exemples qui viennent démontrer la
persistance de ces déviations. Elles atteignent particulièrement la moitié inférieure du tibia comme nous avons pu
l'observer sur les pièces 508, 509, 510, qui toutes repré-
sentent des courbures situées sur la moitié inférieure du
tibia.

C'était le cas chez les enfants dont nous rapportons les
observations, et on peut voir combien ces déviations quoi-
que assez peu étendues rendaient déjà la marche assez difficile ; ils marchaient les jambes écartées et le pied renversé sur son bord externe.

Des courbures rachitiques générales comme on peut
l'observer pour le fémur par exemple tendent à augmenter
les courbures normales de l'os. Mais il y a cependant de
nombreuses exceptions et on rencontre fréquemment des
courbures multiples. A notre avis on doit surtout s'efforcer
d'agir sur celles qui portent obstacle aux fonctions du
membre. C'est ainsi que lorsque le tibia présente une
courbure à concavité interne en même temps que, par suite
de l'aplatissement de l'os, il existe une seconde courbure
à convexité antérieure, il sera le plus souvent possible de
négliger cette dernière qui n'a aucune influence fâcheuse
sur la marche. Citon senfin pour terminer cet exposé rapide
des conditions que nécessite l'intervention chirurgicale
chez certains rachitiques, l'opinion de Nélaton (1) sur les

(1) Nélaton. Path. ext., t. II, p. 124. Paris, 1847, in-8.

conséquences des courbures des os du membre inférieur.

« Un fait assez curieux et qu'il nous a été donné de constater sur plusieurs pièces du musée Dupuytren, c'est une demi-luxation en bas et en dedans de la tête du fémur ou bien une forte distension de la capsule dans le même point. (Pièces n°ˢ 513-534 et 631 du musée Dupuytren.) Il est probable que pour élargir sa base de sustentation, le sujet rachitique écarte ses genoux l'un de l'autre ; et lorsque cet écartement a lieu le fémur éprouve un mouvement de bascule dans lequel, vu la conformité de l'os, la tête est portée en bas et le grand trochanter en haut et en dedans. La tête par conséquent tend continuellement à sortir de la cavité cotyloïde, et il se produit à la longue une demi-luxation en bas ou seulement une forte distension de la capsule fibreuse dans le cas où elle est assez résistante pour empêcher le déplacement. »

Des exemples bien plus nombreux encore des diverses déviations rachitiques se trouvent dans la thèse de Beylard (1) ; mais nous ne voulons pas trop multiplier les citations et nous croyons en avoir assez dit pour établir la nécessité d'un traitement chirurgical dans certains cas déterminés de courbures rachitiques des membres inférieurs.

Mais il ne suffit pas de savoir quelles sont les déformations qui nécessitent l'emploi de l'ostéoclasie ; il faut encore établir à quel moment elle doit être pratiquée ; et nous trouverons l'occasion dans cette étude, en nous appuyant sur les données de l'anatomie pathologique, de montrer dans quelles conditions l'ostéoclasie cesse d'être possible et quand il devient indispensable, si on veut remédier

(1) Beylard. Sur le rachitisme, l'osteomalacie et la fragilité des os. Th. Paris, 1852.

à la difformité, de recourir à un autre procédé, mais qui présente une réelle gravité, nous voulons parler de l'ostéotomie.

Il y a en effet deux écueils à éviter : d'une part une intervention prématurée qui ne permet pas d'obtenir d'une façon définitive la rectitude du membre ; d'autre part une expectation trop prolongée qui, plaçant l'os à redresser dans de nouvelles conditions au point de vue de sa structure et de sa résistance, rend impossible l'application de l'ostéoclasie.

Si nous nous reportons en effet aux descriptions classiques du rachitisme, nous voyons que tous les auteurs sont d'accord pour lui reconnaître trois périodes : une première dans laquelle les os atteints ne sont pas déformés ; une seconde dans laquelle existe des déformations évidentes, et enfin une troisième caractérisée par la consolidation des os malades. Trousseau (1) ajoute une quatrième période dite de consomption et se terminant par la mort, mais dans ce cas ce n'est encore qu'une troisième période, puisqu'elle remplace celle dite de consolidation.

Nous n'avons pas à nous occuper ici de la première période, puisqu'elle n'est caractérisée par aucune déformation et qu'elle relève exclusivement de la thérapeutique médicale seuie. Mais dans la seconde période apparaissent les courbures et il nous importe d'en connaître les altérations des os qui les déterminent. Ce sujet a du reste été élucidé depuis longtemps déjà par les savantes recherches de Bouvier (2), J. Guerin, Broca, Virchow (3).

_____

(1) Trousseau. Clinique médicale de l'Hôiel-Dieu, t. III.

(2) Bouvier. Leçons cliniques sur les maladies de l'appareil locomoteur. Paris, 1855.

(3) Virchow. Das normale knochenwachsthum und die rachitische störung desselben (Arch. fur Anatomie, vol. V, p. 409).

Il nous suffira donc, sans entrer dans la discussion des différentes opinions émises par ces maîtres, d'y puiser les éléments nécessaires pour établir quel est le moment opportun pour pratiquer le redressement extemporané.

Si l'on considère les lésions histologiques seulement, il n'y a pas de différence bien tranchée entre la première et la seconde période ; le même processus se poursuit, ce sont les mêmes lésions qui étendues sur une plus grande masse de l'os déterminent les modifications appréciables sur le sujet vivant.

Le professeur Broca (1), décrivant les phénomènes normaux qui se passent au moment où le cartilage épiphysaire se transforme en os, a admis entre l'os proprement dit et le cartilage une couche spongoïde qui n'est pas encore du tissu osseux et une couche chondroïde qui ne serait plus du cartilage.

Dans le rachitisme, le cartilage passe bien à l'état chondroïde, puis à l'état spongoïde, mais l'ossification ne se fait pas et ce dernier état persiste plus ou moins longtemps.

Pour Cornil et Ranvier (2) la couche chondroïde de Broca, résultat de la prolifération des cellules de cartilage, est augmentée d'épaisseur, irrégulière et sillonnée par des canaux vasculaires. Au-dessous d'elle il n'y a pas seulement un épaississement de la couche spongoïde normale, mais formation d'un tissu nouveau. C'est à ce tissu rouge formé d'alvéoles irréguliers assez semblables à une éponge et qui se prolonge dans la diaphyse, que J. Guérin (3) a donné le nom de tissu spongoïde.

(1) Broca. Sur quelques points de l'anat. path. du rachitisme (Bull. Soc. anat., Paris. 1852, p. 141).

(2) Cornil et Ranvier. Manuel d'histologie pathol., p. 390 et suiv.

(3) J. Guérin. Mémoire sur les caractères généraux du rachitisme Gaz. méd., 1839, p. 433).

Ce tissu spongoïde limite des espaces qui s'agrandissent pendant tout le temps que progresse l'affection. Il est parsemé de granulations calcaires et a été dénommé par Virchow tissu ostéoïde.

Des altérations se produisent du côté de la moelle qui est rouge et s'organise, d'après Cornil et Ranvier, en une sorte de tissu conjonctif jaune qui lui donne l'apparence d'une membrane lorsque le rachitisme est très-avancé.

Tels sont les modifications qui à cette période du rachitisme déterminent dans les os le défaut de résistance qui se traduit par les déformations des diaphyses en même temps que par un renflement des épiphyses qui donne un aspect si caractéristique aux jointures de ces petits malades. A cette période, les fractures sont fréquentes et leur consolidation s'effectue au moyen d'un cal volumineux entièrement composé de tissu ostéoïde. A cette période, ajoute encore Trousseau (1), « les différentes pièces du squelette présentent à l'état frais, mais encore plus à l'état sec, une pesanteur spécifique très-faible. »

Cette citation fait aisément comprendre à quel point leur résistance est diminuée et combien sont grandes les modifications chimiques qui se sont produites dans les éléments constitutifs du tissu osseux. Les analyses chimiques de Pelouze et Frémy, de Marchant, Lehmann, Razky, qu'on trouve consignées dans le traité de chimie pathologique de Becquerel (2), constatent en effet une diminution du phosphate de chaux, avec augmentation relative de la partie cartilagineuse et de la graisse.

Si nous avons insisté aussi longuement sur l'état des os à cette seconde période, c'est que nous tenions avant

(1) Trousseau. Clinique médicale de l'Hôtel-Dieu, 3e édit., 1868, p. 476, t. III.

(2) Becquerel. Chimie pathol., p. 543.

tout à établir qu'il faut alors se garder de toute intervention. Tant que le processus pathologique n'est pas
complètement enrayé, toute opération serait inutile. C'est
peut-être pour n'avoir pas rigoureuscment suivi ce pré-
cepte que Billroth (1), après avoir ostéotomisé avec plein
succès un enfant de 4 ans, vit quelques mois après la courbure se reproduire au-dessous du point opéré. Le même
résultat se fût produit pour l'ostéoclasie, si ce chirurgien
avait cru opportun de l'appliquer. Aussi croyons-nous
qu'il est d'une sage pratique de s'assurer avant toute opération que l'affection est en voie de guérison et les os dans
la] période de réparation. La question a été discutée par le
docteur Barthélemy (2), qui se montre surtout partisan de
l'ostéotomie parce qu'elle permet, dit-il, d'attendre « la guérison de la cause qui a ramolli, infléchi et considérablement
endurci les os dans leus position défectueuse. »

Nous ne saurions nous ranger complétement à son avis
et nous croyons qu'il n'est nullement nécessaire d'attendre
pour intervenir la complète éburnation de l'os. Nous considérons cette troisième période de l'affection comme la
caractéristique du processus réparateur, l'indice du retour
à la santé. Que se passe-t-il en effet à ce moment? Si nous
nous rapportons à l'anatomie pathologique, nous ne trouvons il est vrai que des notions assez incomplètes, mais
suffisantes surtout si on les rapproche des phénomènes
qui se produisent à cette époque dans l'état général du
malade.

L'examen des os en etfet démontre qu'il s'y produit un

(1) Billroth, cité par Nepveu. Arch. gén. de méd., Paris, septembre
1875, p. 332 (De l'ostéotomie et de l'ostéoclasie au point de vue orthopédique.

(2) Barthélemy. L'Exposition universelle et la Faculté de médecine
de Vienne. Arch. méd. navales, t. XXI, p. 277.

travail actif d'ossification à tel point que leur tissu, au niveau des diaphyses, devient plus compacte et comme éburné, d'où le nom de période d'éburnation que lui a donné Bouvier (1) et, chose remarquable, c'est surtout au niveau des courbures que l'on acquiert le plus de consistance. J. Guérin a même observé que c'est dans la concavité des courbures que se produit d'abord le premier travail réparateur. Quelque opinion que l'on admette sur le processus on ne peut nier qu'il ne s'agisse là d'un travail réparateur.

Pour le professeur Broca (2), il y aurait reprise du travail normal d'ossification ; toutefois il fait remarquer que le tissu spongoïde devenu osseux ne présente pas la disposition normale de celui-ci.

Tripier, adoptant les idées de Muller (3) et de Cornil et Ranvier (4), pense que le tissu fibroïde qui résulte de la transformation de la moelle, retourne à l'état embryonnaire et que seulement alors se fait l'ossification. C'est pour cela que nous croyons qu'il faut se rallier à l'opinion de J. Guérin (5) au sujet du moment opportun pour pratiquer l'ostéoclasie. Voici quelles sont les paroles qu'il disait il y a quelques années à ce sujet au sein de l'Académie de médecine : « L'idée de l'ostéoclasie ou redressement extemporané des courbures rachitiques m'a été suggérée par la connaissance de ce fait anatomique que j'ai établi depuis longtemps, à savoir qu'à la seconde période du rachitisme, les os sont le siége d'un travail d'ossification en vertu de laquelle les lamelles de l'ancien os sont plus ou moins dé-

(1) Bouvier. Loc. cit.
(2) Broca. Loc. cit.
(3) Muller. U. d. Entw. der Knochensubst. etc. Leipsick 1858.
(4) Cornil et Ranvier. Loc. cit.
(5) J. Guérin. Bull. Acad. méd. Séance 4 et 11 avril 1876.

doublées et réduites à des parcelles peu consistantes, tandis qu'une substance de nouvelle formation spongieuse, élastique forme la plus grande partie de la trame de l'os et devient plus tard le siége d'un travail qui lui restitue sa consistance normale. »

C'est à ce moment que le redressement est facile à pratiquer, en même temps qu'il devient permanent par suite du processus réparateur qui s'accomplit. Mais si par une expectation trop prolongée on laisse passer le moment opportun, la consolidation de l'os suit son cours et plus tard on se trouve en présence de courbures devenues permanentes par le fait de l'éburnation de la substance osseuse qui est surtout prononcée au sommet de la déviation. Dans ces cas aussi on doit toujours tenter l'ostéoclasie, il est vrai, mais nous devons le reconnaître, elle est le plus souvent impuissante. On en est réduit pour remédier aux difformités de recourir à l'ostéotomie.

Malgré les brillants résultats que cette opération a donné entre les mains de plusieurs chirurgiens, nous ne pouvons nous empêcher de la considérer comme grave et nous croyons qu'on ne doit y avoir recours que lorsque l'inutilité des autres moyens a été bien constatée et qu'il s'agit de remédier à une lésion qui entrave sérieusement les fonctions du membre.

C'est précisément en considération des dangers qne peut faire courir au malade l'opération de l'ostéotomie que nous recommandons notre méthode qui réussira si elle est faite en temps opportun comme le montrent clairement les succès obtenus dans tous les cas où elle a pu être appliquée.

Ds l'examen de ces diverses circonstances, nous croyons pouvoir conclure que le moment qu'il faut choisir pour tenter le redressement extemporané des déviations rachitiques est le début de la troisième période, ou période de consolidation. Les deux premières périodes évoluent généralement dans un espace de temps qui varie de six à dix-huit mois, dit Trousseau, puis commence la période de réparation qui peut se prolonger plusieurs années.

Lorsque l'affection entre dans cette phase, on voit les fonctions digestives jusque-là languissantes se rétablir; les enfants reprennent leur gaieté et quittent cette apathie qui leur faisait fuir les jeux de leur âge. Ils recommencent à marcher, parce qu'en même temps que se montre le processus réparateur, les phénomènes douloureux disparaissent de plus en plus. La dentition retardée jusque-là reprend son évolution normale et les urines cessent de renfermer cet excès de phosphates terreux que l'on remarque dans les périodes d'état de l'affection. Les forces reviennent et l'accroissement des os arrêté pendant quelque temps se rétablit et souvent avec rapidité. Les extrémités épiphysaires diminuent de volume et on peut espérer le redressement des courbures si elles ne sont pas trop prononcées.

C'est précisément pendant cette période d'accroissement des os qu'il convient d'intervenir par l'ostéoclasie si on constate que les courbures ne présentent pas du tout ou très-peu de tendance au redressement naturel. Il est très-important, comme nous l'avons dit, de ne pas attendre trop longtemps lorsque le fait a été bien constaté, car on a alors pour soi, d'une part, un certain degré de flexibilité et de friabilité des os qui va toujours diminuant en même temps que le jeune âge du sujet est une circonstance favorable pour le redressement, la résistance naturelle des os étant d'autant plus faible qu'ils sont moins avancés en âge.

Il ne faudrait cependant pas s'exagérer les difficultés

que l'âge du sujet peut apporter à l'opération. De nombreux faits ont prouvé que le redressement extemporané
de déformations rachitiques pouvait être pratiqué jusque
dans l'adolescence avec succès, puisque dans les cas du
genu valgum qn'on peut si souvent rattacher au rachitisme comme l'a établi Delore (1), on a vaincu la résistance
des leviers osseux chez des sujets de 16 à 20 ans sans
jamais avoir à déplorer aucun accident. Aussi croyons-
nous qu'on peut étendre aux courbures rachitiques des
membres les indications de l'ostéoclasie qui sont admises
pour le genu valgum, d'autant plus qu'il s'agit de remédier à des difformités autrement graves pour le malade.

M. J. Guérin (2) a conseillé encore l'ostéoclasie dans les
cas de cals vicieux chez les rachitiques et il produit à
l'appui des observations concluantes. Nous nous rangeons
d'autant plus volontiers à son avis qu'au début de notre
travail nous avons montré les avantages de la méthode
pour les cals vicieux des fractures en général et que nous
ne voyons aucune raison qui doive la faire repousser chez
les rachitiques. Les faits, du reste, sont là pour confirmer
cette opinion.

CHAPITRE III

DES DIVERS PROCÉDÉS D'OSTÉOCLASIE

Les indications de l'ostéoclasie étant maintenant posées,
voyons comment on devra la pratiquer.

(1) Delore. Loc. cit.
(2) J. Guérin. Rapp. à l'Acad., loc. cit.

On peut rattacher à trois méthodes les nombreux procédés qui ont été mis en usage pour la rupture des os.

La première consiste à obtenir la fracture par les seuls efforts des chirurgiens ; la seconde, qui a été surtout employée pour rompre les os vicieusement courbés, est dite, méthode des poids (*Belastungs Methode*) et cherche à obtenir la séparation des fragments par la traction exercée sur l'un d'eux au moyen de poids qu'on y suspend. Enfin, la troisième est dite ostéoclasie mécanique, et elle se pratique à l'aide des machines.

L'ostéoclasie manuelle est celle à laquelle on devra toujours donner la préférence lorsqu'elle est possible, et, dans tous les cas, on devra la tenter avant de recourir à aucun autre moyen. Elle présente, en effet, de grands avantages, puisque à l'action un peu aveugle des machines, elle substitue la force intelligente de l'opérateur.

On peut la pratiquer de deux manières lorsqu'on veut redresser la courbure d'un os : soit en redressant la courbure, soit, au contraire, en l'augmentant. Dans les deux cas, la décomposition des forces se produit au sommet de la courbure, et c'est en ce point que l'os aura le plus de tendance à se briser. Nous ne pensons pas cependant que l'on doive appliquer indifféremment les deux procédés, et nous donnons la préférence à celui qui agit en redressant la courbure, et cela pour plusieurs raisons.

La partie qu'il est important d'abord de faire céder nous paraît être la concavité, car c'est le côté de l'os le moins long, et souvent, si l'opération est pratiquée d'assez bonne heure, lorsque la face concave de l'os aura cédé, on obtiendra le redressement sans qu'il soit nécessaire d'en arriver à une fracture complète, l'os se redressant, en quelque sorte, comme du bois vert. Il n'y aura alors qu'une simple infraction, une fracture incomplète, qui se consolidera plus rapidement. C'était là, du reste, la pratique de Delpech. Ce cas s'est produit chez le petit malade opéré par M. Panas ; à mesure qu'on faisait des efforts de redressement, on entendait de petits craquements, et on a obtenu la rectitude complète des deux membres, bien qu'on n'ait pu constater aucune mobilité anormale des deux fragments du tibia indiquant une fracture complète.

Il y a encore un autre avantage à cette manière de procéder chez les jeunes enfants, surtout lorsque les os ne présentent pas encore la rigidité qu'ils acquièrent par la suite, de sorte qu'en même temps qu'on fait les efforts pour produire la fracture par redressement de la courbure, les extrémités osseuses de la diaphyse, légèrement flexibles, tendent aussi à revenir à leur situation normale, et, après la fracture, les deux fragments ne présentent presque plus de traces de leur courbure primitive.

Pour pratiquer l'ostéoclasie. il faut d'abord anesthésier le malade ; puis, lorsque le malade est dans la résolution, le chirurgien, saisissant à pleines mains le membre par chacune de ses extrémités, appuie les deux pouces sur le sommet de la courbure et emploie toutes ses forces à en opérer le redressement. Ce résultat est facilement obtenu si l'on intervient au commencement de la troisième période, alors que la sclérose de l'os débute et n'a pas encore donné au tissu compacte de la diaphyse cet aspect éburné si prononcé, surtout au niveau des courbures.

On réussit encore assez bien chez les tout jeunes enfants, alors même que le travail de réparation est déjà assez avancé; mais, dès qu'ils ont atteint l'âge de 3 ans, on a déjà, au dire de Wolkmann, les plus grandes peines à obtenir le redressement, et, après 4 ans, il devient impossible avec les seuls efforts des mains.

Nous avons voulu, du reste, essayer de contrôler par

nous-même le dire du chirurgien allemand en essayant de
fracturer des os sur le cadavre. Nous savons bien que les
conditions ne sont pas obsolument identiques ; mais il ne
nous a pas été possible de faire mieux. Nous croyons, toutefois, que ces expériences peuvent jusqu'à un certain
point donner une idée de la résistance des os du membre
suivant les âges.

Nous classerons les résultats obtenus suivant le degré
de développement des enfants sur lesquels nous avons
opéré :

1° La première série de nos expériences a porté sur trois
enfants, âgés d'environ 2 ans, dont deux avaient succombé
à une angine diphthéritique et le troisième à un état
d'athrepsie très-prononcée. Chez tous, les résultats ont été
identiques. En saisissant à pleines mains les deux extrémités de la diaphyse et appuyant en même temps les
pouces sur le milieu de l'os, nous avons pu facilement en
obtenir la rupture.

2° La seconde série de nos expériences a porté sur deux
enfants de 3 ans, dont le premier était mort du croup et
l'autre de broncho-pneumonie. Par le même procédé, nous
avons facilement obtenu la fracture.

3° Nous avons pu encore, par le même procédé, obtenir
facilement la solution de continuité des os de la jambe,
d'abord chez un enfant de 4 ans, qui avait succombé aux
atteintes du croup, et chez un autre enfant, âgé de 5 ans et
demi, très-amaigri, qui était mort d'accidents scrofuleux.
Chez ce dernier, l'état général avait pu jusqu'à un certain
point, il est vrai, contribuer à diminuer la résistance du
tissu osseux, mais ces expériences ne prouvent pas moins
cependant qu'il ne faut pas accepter sans réserve l'opinion
de Wolkmann, cité par Nepveu (1), qu'il est impossible,

(1) Nepveu. Loc. cit.

après l'âge de 3 ans et demi, de rompre les os des enfants par l'ostéoclasie manuelle.

Dans toutes nos expériences, nous n'avons pourtant pas pu opérer aussi facilement.

C'est ainsi que chez une petite fille, âgée de 4 ans, et morte d'angine diphtéritique, et chez un garçon de 4 ans et demi, mort de croup, les os ont résisté à tous nos efforts, et ce n'est qu'en appuyant le sommet de la convexité de la courbure sur le genou que nous avons pu obtenir la fracture.

Enfin, la dernière série de nos expériences a porté sur trois enfant, dont l'un âgé de 5 ans, est mort du croup, le second, âgé de 6 ans, a succombé à la tuberculose, et le troisième, âgé de 8 ans, à la méningite tuberculeuse. Chez ces derniers nous n'avons pu obtenir la fracture ni par le redressement avec les mains, ni par l'application sur le genou, mais nous avons obtenu facilement ce résultat en appliquant l'os sur le bord de la table.

Nous avions déjà à peu près terminé notre travail, lorsque d'heureuses circonstances nous ont permis de renouveler nos expériences sur des enfants rachitiques arrivés à la période de réparation.

Chez le premier, âgé de 2 ans, nous avons obtenu le redressement d'une courbure à grand rayon de tout le tibia, probablement par simple infraction.

Le second enfant était âgé de 3 ans et il présentait une courbure à petit rayon limité au tiers inférieur du tibia. Chez lui encore, nous avons pu obtenir la fracture des deux os de la jambe, suivi du redressement complet.

Quant au troisième, âgé de 4 ans, il présentait une double courbure des deux jambes à concavité interne, que nous avons pu facilement redresser avec nos mains en produisant une fracture, à la partie moyenne de l'os.

Nous n'avons pas cru devoir multiplier davantage ces exemples qui nous paraissent démontrer suffisamment combien il est facile dans les premières années de la vie de redresser les os, soit par simple infraction, soit par rupture complète.

Dans les opérations auxquelles nous avons assisté, de même que dans nos expériences, nous avons toujours constaté que la fracture de l'os s'annonce par un craquement sec, facilement entendu des assistants en même temps qu'on perçoit la mobilité anormale.

Dans les cas de simple infraction, on entend seulement une série de petits craquements, qui peuvent à eux seuls faire affirmer que la fracture est incomplète tant ils donnent une sensation différente aussi bien à l'oreille qui les perçoit qu'à la main de l'opérateur qui les sent.

Lorsque l'os résiste à ces effets, avant de recourir à l'ostéoclasie mécanique, on peut essayer la rupture en appliquant le sommet de la courbure sur le genou et en faisant des efforts de redressement avec les mains appliquées aux extrémités de la diaphyse comme lorsqu'on veut briser un bâton. On a en outre une dernière ressource qui consiste à appuyer le sommet de la courbure sur le bord de la table, et à presser fortement sur les extrémités du membre jusqu'à ce qu'un craquement sec annonce la production de la fracture, laquelle se fait, comme l'ont montré nos expériences au point même où la pression sur le bord de la table a eu lieu. Mais ce dernier moyen sort un peu de l'ostéoclasie manuelle simple, et si nous ne la plaçons pas dans l'ostéoclasie mécanique, c'est qu'il ne nécessite l'emploi d'aucun appareil et qu'il jouit de tous les avantages des premiers procédés.

Il suffit du reste pour se convaincre de ces avantages de voir ce qui se passe dans le membre malade lorsqu'on pra-

tique l'ostéoclasie. Sous l'action des efforts de redressement que fait le chirurgien, l'os cède d'abord peu à peu, puis
finit par se rompre brusquement. La fracture est toujours
simple, généralement transversale, légèrement dentelée,
dit M. Nepveu, dans le travail que nous avons eu plusieurs
fois l'occasion de citer. Nos recherches cadavériques faites
à l'hôpital Sainte-Eugénie confirment cette opinion.

Chez les très-jeunes enfants, comme ceux qui ont fait le
sujet de la première série de nos expériences et qui étaient
âgés de 2 ans environ, les os ont une telle flexibilité qu'on
n'obtient généralement pas de fracture complète. On les
courbe et on les redresse à volonté en produisant tout au
plus une solution imparfaite de continuité de la diaphyse,
avec intégrité complète du périoste. Nous n'avons point
besoin d'insister sur les avantages que présentent ces conditions au point de vue du processus de consolidation
ultérieur.

Chez les enfants plus âgés la fracture est complète. C'est
ainsi que chez les deux enfants de 3 ans morts de croup,
l'autre de broncho-pneumonie, dont nous avons obtenu
la solution de continuité des os par la simple ostéoclasie
manuelle, nous avons constaté que les fractures étaient
exactement transversales chez le premier et présentaient
une légère obliquité chez le second. Les fractures étaient
également transversales chez les enfants de 4 ans et de
5 ans 1/2 opérés par le même procédé. Dans tous ces cas
le siége de la fracture était exactement au point même
d'application des pouces, et on pouvait acquérir facilement
par la dissection, l'assurance de l'intégrité des parties
molles qui entouraient le foyer de la fracture.

Dans les expériences où nous avons été obligés d'appliquer les os sur le genou pour arriver à les fracturer, comme
dans le cas de la petite fille de 4 ans 1/2 morte du croup, la

fracture a été complétement transversale et a siégé exactement au point même d'application du point d'appui.

Dans ce cas on aurait pu redouter un certain degré d'attrition des parties molles, mais la vérification anatomique est venue nous démontrer leur parfaite intégrité.

Enfin, dans les cas où nous n'avons pu obtenir la fracture qu'en pressant fortement les os sur les bords de la table d'amphithéâtre, les résultats ont été sensiblement analogues. Chez les deux enfants âgés de 6 ans et de 8 ans qui ont succombé, l'un à la tuberculose, l'autre à une méningite, la fracture était complétement transversale ; seul l'enfant de 5 ans mort de croup a eu une fracture légèrement oblique ; dans tous ces cas, il faut bien le reconnaître, la solution de continuité a porté exactement au point où nous voulions la produire, et les parties molles n'ont présenté aucune trace de contusion.

Nous aurions voulu pouvoir tirer de ces expériences quelques conclusions sur le siége exact de la fracture du péroné. Dans la moitié des cas elle a siégé exactement au même niveau que celle du tibia ; dans les autres cas elle s'est produite à un ou deux centimètres au-dessus, tantôt à un ou deux centimètres au-dessous.

Ces variations, dans le siége de la fracture, pour être limitées il est vrai, n'en empêchent pas moins le chirurgien de pouvoir déterminer par avance les conditions précises de la fracture au péroné.

Mais le fait en lui-même a trop peu d'importance pour nous arrêter plus longtemps.

Chez les sujets rachitiques sur lesquels nous avons eu l'occasion d'opérer, des résultats semblables se sont produits. La fracture a toujours été transversale et a toujours siégé au sommet de la courbure ; bien que les os nous aient offert, lorsque nous les avons examinés, tous les caractères de la période de consolidation, sans cependant en être arrivés à une éburnation complète.

Quand il n'y a que la simple infraction, comme dans les trois premiers cas que nous avons cités, le péroné échappe à la cause fracturante, surtout si la courbure n'est pas très-considérable. Dans ce cas il se produit une luxation de l'extrémité supérieure du péroné que nous avons constatée dans deux de nos expériences.

Mais lorsqu'il y a fracture complète du tibia, le péroné cède toujours. C'est le fait qu'on observe dans les fractures de la jambe par cause indirecte ; lorsque la violence a été suffisante pour déterminer une solution de continuité complète du tibia, elle suffit presque toujours pour amener celle du péroné,

Nous voyons tout d'abord comme premier avantage de l'ostéoclasie manuelle, la production d'une fracture simple le plus souvent transversale, qui grâce au léger degré de redressement produit par les efforts qui ont porté sur les extrémités de la diaphyse suffit à rétablir la rectitude du membre.

Cette fracture présente tous les caractères de simplicité relative qui sont propres aux fractures sans complications, mais elle a encore un autre avantage. Les parties molles qui avoisinent le foyer de la fracture ne sont généralement pas le siége des ecchymoses et des contusions qui accompagnent fréquemment les autres fractures et qui sont la conséquence de la violence qui les a produites. On le comprend aisément en se rappelant la façon dont procède le chirurgien dans l'ostéoclasie.

Il saisit à pleine main l'os qu'il veut redresser, tandis qu'avec les pouces il appuie fortement sur la connexité de la courbure ; il en résulte que la force qui doit produire la fracture est disséminée, sur toute la longueur du segment du membre et que de la sorte il n'y a pas un point limité, qui sait plus spécialement à la supporter, et on sait que c'est là le mécanisme de la contusion. De plus lorsqu'il a obtenu la rupture des os, il cesse aussitôt ses efforts et les parties voisines ne risquent pas être plus ou moins déchirées par les extrémités anguleuses des fragments, comme cela se produit souvent dans les fractures ordinaires, sous l'influence de la violence qui les a déterminées. C'est donc encore là une circonstance qui place dans des conditions plus particulièrement favorables, la rupture des os par l'ostéoclasie.

Enfin il y a toujours intégrité parfaite des téguments, ce qui place la lésion dans les conditions d'une opération sous-cutanée, à l'abri de toute influence nocive des milieux extérieurs. C'est dire que toutes les circonstances favorables à une guérison rapide se trouvent réunies dans cette pratique.

Quels que soient les os qu'il s'agisse de redresser, c'est toujours la même méthode et les mêmes moyens qui sont applicables. Nous avons eu surtout en vue le tibia, parce que dans les quelques cas qu'il nous a été donné d'observer, c'est sur cet os qu'on a agi. Du reste, il faut le reconnaître, il est le plus souvent atteint si on s'en rapporte à la statistique de J. Guérin.

Nous pouvons donc maintenant examiner la méthode du redressement extemporané des courbures rachitiques par les poids (Belastungs méthode). Nous serons très-bref sur ce point, car nous n'avons pu trouver aucun document. Elle est signalée dans le travail que nous avons déjà cité de Wolkmann, mais il n'en montre pas les applications. Elle consiste à appliquer, à l'extrémité du segment du membre qu'on veut fracturer, des poids en quantité suffisante pour en déterminer la rupture de l'os.

C'est sutout pour le traitement des cals vicieux que l'on a fait usage de la méthode. Mais même encore dans ces cas nous en sommes peu partisan, à moins qu'on ne se trouve en présence d'un cal récent qui doit facilement céder. Encore croyons-nous qu'il serait préférable de pratiquer le redressement avec les mains. Mais, lorsque les os sont résistants, la méthode des poids ne peut donner que des résultats douteux ; c'est en effet une force aveugle qui pourra souvent produire la fracture en un autre point que celui qu'il est utile de redresser. Aussi la condamnons-nous absolument et d'autant plus facilement, qu'à part quelques succès dans des fractures vicieusement consolidées, elle n'a pas fait ses preuves. Le seul avantage qu'elle pourrait présenter, si on était sûr du point où se fera la solution de continuité, c'est l'intégrité absolue des téguments et l'absence complète de contusions des parties molles environnant le foyer de la fracture. Mais son résultat est trop problématique pour le faire accepter.

La troisième méthode ou ostéoclasie mécanique est bien préférable. Elle se trouve naturellement indiquée, lorsque la force déployée par l'ostéoclasie manuelle a été reconnue insuffisante ; mais on ne doit jamais la pratiquer avant d'être bien assuré par des manœuvres répétées de l'insuffisance des efforts du chirurgien réduit à ses seules forces. Elle est du reste de date ancienne et a fait bien souvent ses preuves dans la rupture des cals vicieux, dans la rupture des ankyloses, dans le redressement du genu valgum. Appliquée aussi aux déviations rachitiques, elle a donné de bons résultats tout récemment entre les mains du Dr Terrillon, qui paraît l'avoir emploquée le premier dans cette affection.

Nous trouvons en effet, dans la thèse de Reuss (1) que

(1, Reuss. Th. de Paris, 1878, p. 17.

« Volkmann qui pratique l'ostéotomie et l'ostéoclasie sur une grande échelle, n'a jamais employé d'appareil et a toujours pratiqué l'ostéotomie quand il n'a pas pu arriver au redressement du membre par l'ostéoclasie manuelle. » De son côté Billroth,(1) pratique aussi l'infraction sous-cutanée sans l'emploi d'aucune machine. Tous les cas que nous avons pu recueillir ont été traités par l'ostéoclasie manuelle.

Nous nous croyons donc autorisé jusqu'à preuve du contraire à rapporter à M. Terrillon la priorité de l'usage des machines pour le redressement des courbures rachitiques des membres inférieurs.

L'ostéoclasie mécanique peut trouver fréquemment son indication alors que la première méthode a échoué, et on ne devrait jamais à notre avis pratiquer l'ostéotomie avant de l'avoir essayée car elle donne d'aussi bons résultats et ne présente pas à beaucoup près la gravité qu'offre l'ostéotomie qui en somme met le malade dans les conditions d'un blessé atteint de fracture compliquée. Il n'est pas besoin d'insister pour montrer la différence que comporte le pronostic.

Les appareils employés pour pratiquer l'ostéoclasie mécanique ont surtout eu pour objet la rupture des cals vicieux, le redressement des ankyloses et du genu valgum. On les a depuis longtemps multipliés à l'excès et il suffit d'ouvrir l'arsenal chirurgical de Spillmann et Saujot (2) pour voir les nombreux moyens dont dispose cette méthode. Le scammum d'Hippocrate, le tripostum d'Appelle, le glossocomium, le plinthium de Nilcus, l'organon de Taber, les appareils de Heine, de Scheider-Mennel, le dys-

---

(1) Billroth. Pat. chir. gener., p. 456.
(2) Spillman et Saujot. Arsenal de chirurgie.

morphotéopalinclaste de Furman et de Bosth, les diaclostes de Maisonneuve et de Louvrier, et bien d'autres dont nous ne pouvons entreprendre l'énumération et encore bien moins la description, car ils sont à peu près complètemen délaissés des chirurgiens.

Les appareils qui paraissent le mieux remplir les indications sont surtout ceux de Burns et de Rizzoli.

L'ostéoclaste de Burns qui date de 1845 est composé d'une tige de fer supportant deux anneaux dans lesquels on enfile le membre. Au milieu de la tige est placé une vis à pression qu'on applique sur le point qu'on veut fracturer.

L'appareil de Rizzoli est d'un emploi plus fréquent encore, surtout en Allemagne. Il est muni d'un dynamomètre qui permet d'apprécier et de régler la force que l'on emploie. Il a été modifié d'une façon heureuse par le Dr Mareyen, de Madrid. Il se compose d'une tige horizontale sur laquelle se meuvent deux plaques résistantes disposées de façon à s'adapter à la courbure du membre et sur lesquelles on agit au moyen de vis à pression fixées sur la tige horizontale. On les rapproche plus ou moins et lorsqu'on exerce la pression c'est dans l'intervalle laissé entre les deux plaques que l'os se fracture.

Le troisième appareil est celui que nous avons vu employer par M. Terrillon chez le malade qui fait l'objet de notre observation n°. 7 Il a du reste déjà fait ses preuves pour le redressement du genu valgum. Cet instrument, fabriqué par M. Collin, se compose d'une tige rigide supportant deux plaques concaves destinées à embrasser les extrémités du membre qui est fixé sur ces plaques par des lanières de cuir rembourré. La fixité du membre étant ainsi assurée, une troisième pièce en forme d'étrier et appuyant sur la convexité du membre est mue par un puissant levier prenant son point d'appui sur la tige rigide qui réunit les deux plaques. Il suffira par conséquent de presser sur l'extrémité du levier pour que la force appliquée sur le sommet de la courbure en détermine la rupture et par suite le redressement du membre.

Que pourrait-on reprocher à ces appareils ? C'est l'application d'une force trop considérable en un point limité qui pourrait déterminer l'attrition ou tout au moins la contusion des parties molles.

Voyons donc quelles sont les précautions à prendre et les accidents qu'il faut éviter :

Après avoir anesthésié le malade et essayé le redressement avec les mains, si tous les efforts restent infructueux, on engage le membre à redresser dans l'ostéoclaste, et quel que soit l'appareil qu'on emploie, il faut encore agir dans ce cas en redressant la courbure. Nous avons exposé à propos de l'ostéoclasie manuelle les raisons qui rendent préférable cette façon de procéder. Mais avant d'exercer aucune violence il faut d'abord bien s'assurer que les parties molles sont bien protégées, soit par une bande, soit par de la ouate. Le point est capital, car la possibilité de produire des lésions des parties molles et de mettre alors la rupture dans les conditions d'une fracture compliquée est un des arguments les plus puissants contre l'emploi de l'ostéoclasie mécanique. C'est là son caractère d'infériorité vis-à-vis de l'ostéoclasie manuelle. Dans cette dernière, les efforts étant dirigés par le chirurgien et répartis sur tout le segment du membre, on n'a jamais à craindre cette complication, facile à produire avec des machines puissantes et n'agissant que sur une étendue, très-limitée.

Le chirurgien ne devra donc pas chercher dans l'ostéoclasie mécanique, un moyen de faire céder toujours dans toutes les circonstances les os rachitiques.

Si elle est très-formellement indiquée alors que les forces seules du chirurgien sont restées insuffisantes, ce n'est qu'à la condition qu'elle restera dans les limites de la plus grande prudence et que jamais on n'exercera une pression capable de déterminer une altération des parties molles.

Naturellement nous ne donnons pas ce nom aux ecchymoses peu étendues qui se produisent assez souvent au point d'application de la force et qui n'ont aucune action fâcheuse sur le résultat de l'opération. En agissant avec cette réserve, on évitera encore un autre accident qu'on a reproché à l'ostéoclasie mécanique : c'est la fracture de l'os en un autre point que celui qu'on avait choisi. Cet accident, nous l'avons dit, tient à la sclérose de l'os et sera évité si on proportionne ses efforts à l'âge et à la résistance normale des os.

Les quelques recherches que nous avons faites sur ce sujet ne nous permettent guère de poser une indication précise sur le degré de pression à exercer suivant les âges ; il entre dans le problème un autre élément trop variable pour qu'on puisse le résoudre : nous voulons parler des conditions particulières des petits malades, tant au point de vue de leur développement physique qu'au point de vue de leur état pathologique.

Nous croyons que l'expérience du chirurgien peut y suppléer dans le plus grand nombre des cas. Les nombreux exemples de succès donnés par l'ostéoclasie mécanique entre les mains de nos maîtres dans les cas de cal vicieux même anciens, montrent bien qu'il est possible sinon toujours facile de savoir proportionner les efforts à la résistance des tissus et à l'âge des sujets et d'éviter ainsi tout accident.

Les ruptures dans les cas de fractures vicieusement consolidées chez les rachitiques, qui ont donné de bons résultats à M. Guérin comme l'établissent les observations que nous rapportons, ne nous paraissent pas présenter d'indications spéciales ; elles sont justiciables des mêmes procédés que les cals vicieux qui se produisent en dehors de ces conditions.

Lorsque le rachitisme détermine le genu valgum et qu'il est assez prononcé pour gêner les malades, le redressement doit encore être pratiqué.

Mais c'est là une question qui a déjà été traitée plusieurs fois et de nombreux succès ont confirmé cette pratique. Nous n'entrerons donc à ce sujet dans aucun développement. On pourra trouver dans les communications de Delore, dans plusieurs thèses de la Faculté, la justification de la méthode du redressement appliquée à ces cas.

Lorsque les déviations rachitiques des membres son très-prononcées, et datent depuis un temps assez long, il ne suffit pas toujours de redresser l'os par l'ostéoclasie pour rendre au membre ses fonctions ; il peut se faire qu'une rétraction secondaire des muscles maintienne permanentes les attitudes vicieuses. C'est dans ces cas que la myotomie et la ténotomie, appliquées avec succès par J. Guérin comme adjuvant et complément de l'ostéoclasie, trouvent leur indication.

CHAPITRF IV.

SOINS CONSÉCUTIFS. RÉSULTAT.

Lorsque l'osteoclasie a été pratiquée par l'un quelconque des procédés que nous venons de décrire, le malade doit être traité absolument comme dans le cas de fracture simple, c'est-à-dire que son membre doit être immobilisé et mis au repos pendant le temps normal nécessaire à la consolidation osseuse.

On commence par s'assurer que le membre est bien dans la rectitude et que la coaptation des fragments est parfete, puis on profite du sommeil anesthésique de l'enfant pour placer l'appareil qui maintiendra le membre dans la position normale. Un appareil silicaté suffit à cet effet. Voici comment on procède : on enveloppe la jambe de l'enfant d'une couche de ouate, on met une bande sèche par dessus de façon à protéger les parties molles. On prend ensuite une attelle de la longueur de la jambe que l'on place à la face externe de manière à empêcher la courbure de se reproduire, et que l'on maintient appliquée au moyen d'une bande silicatée recouvrant tout le pied et remontant jusqu'au genou. C'est avec un appareil de ce genre qu'ont été traités les deux petits malades opérés par M. Terillon à l'hôpital Sainte-Eugénie et dont nous donnona plus loin l'observation. L'appareil silicaté a encore l'avantage de pouvoir être maintenu en place après la consolidation osseuse et on peut alors permettre la marche aux enfants sans craindre de voir se reproduire la courbure.

Lorsqu'il y a simple infraction de l'os, comme chez le malade opéré par M. Panas, on peut employer un appareil orthopédique et permettre la marche de bonne heure. Celui qu'on lui a mis était composé d'une semelle en bois sur laquelle étaient fixées deux tiges métalliques, l'une interne, l'autre externe, et réunies par des coussins matelassés destinés à fixer le membre. La tige interne remontait jusqu'à la racine de la cuisse, et s'appliquait sur la face interne de la jambe et de la cuisse ; la tige externe s'arrêtait au niveau de l'épine iliaque et maintenaït la rectitude du membre en dehors. Comme il avait été opéré des deux jambes, un

double appareil lui avait été appliqué et on avait réuni les,
deux tiges externes au moyen d'une ceinture qui en assu-
rait la fixité. Des articulations qu'on pouvait immobiliser
à volonté avaient été aussi placées au niveau du genou
pour permettre plus tard la marche avec cet appareil.

On comprend du reste facilement que le traitement consécutif à l'ostéoclasie soit celui des fractures simples,
puisqu'enfin l'opération consiste à déterminer une solution
de continuité des os ; seulement avec cette considération
qu'elle est voulue par le ehirurgien qui en détermine à son
gré le siége suivant les difformités auxquelles il veut remédier. Aussi ne doit-on pas s'étonner de voir les suites de
cette opération présenter la simplicité des fractures. Chez
aucun des trois malades que nous avons pu observer per-
sonnellement, on n'a constaté la moindre élévation de température, et dans les rares observations que nous avons pu
trouver dans les auteurs la même absence de réaction sur
l'état général est signalée. Il y a plus encore : l'absence de
contusion et l'immobilisation immédiate de la fracture,
empêchant tout tiraillement et tout froissement des parties molles, l'opération n'est suivie d'aucune douleur, et
chez nos petits malades la journée même de l'opération n'a
présenté rien de particulier.

La durée de l'immobilisation, du repos auquel il faut
soumettre les enfants après l'opération, est variable suivant
qu'il y aura une fracture complète ou simple infraction et
suivant aussi qu'il s'agira de la rupture des os de la jambe
ou de celle du fémur.

Pour les simples infractions, quinze jours ou trois se
maines suffisent généralement et nous avons vu le malade
opéré à Lariboisière par M. Panas marcher facilement avec
l'appareil orthopédique que nous avons décrit, dix-huit
jours après l'opération. Il y avait même là en quelque sorte

une transformation complète pour ceux qui trois semaines
auparavant l'avaient vu essayer péniblement quelques pas
les jambes écartées et les pieds reposant sur le sol par leur
bord externe. Lorsqu'il y a fracture complète des deux os
de la jambe, on devra garder l'enfant au lit pendant trente
à trente-cinq jours, et si c'est le fémur qui a été fracturé il
sera nécessaire de l'y maintenir de quarante à cinquante
jours. Après ces délais, on pourra permettre au malade de
se lever et d'essayer de marcher; l'absence complète de
douleur à ce moment est le signe certain que le travail de
consolidation est déterminé.

On ne doit pas encore enlever l'appareil, et pendant au
moins un mois on devra laisser à l'enfant ce tuteur qui
prévient la tendance que pourrait avoir l'os à céder sous le
poids du corps et maintient ainsi la rectitude du membre.
Aussi lorsqu'on appliquera l'appareil il sera nécessaire de
prévoir ce cas et de le disposer en conséquence.

Il n'y aurait du reste aucun inconvénient, surtout lorsqu'il s'agit d'un bandage silicaté et d'attelles, à les enlever
au moment où on juge la consolidation suffisante pour
s'assurer de l'état des choses. Mais il faudrait ensuite en
réappliquer un second.

Pendant cette période du traitement chirurgical, il ne
faut pas négliger d'agir sur l'état général pour favoriser le
travail de réparation. Il est à notre avis très-important de
continuer la médication interne en faisant prendre au malade l'huile de foie de morue, le sirop d'iodure de fer, le
phosphate de chaux et tous les toniques et reconstituants
usités en pareil cas. Le séjour au bord de la mer est encore
une condition des plus favorables pour hâter la guérison
complète et on ne doit pas négliger de le recommander aux
malades lorsque cela est possible.

Tels sont les soins qu'on doit donner aux enfants après

l'opération de l'ostéoclasie. L'absence de réaction générale permet d'appliquer la méthode du redressement extemporané à tous les rachitiques arrivés à la troisième période, quel que soit leur âge. De plus, lorsqu'on est en présence de déformations multiples, on peut pratiquer leur redressement dans la même séance ; l'exemple du petit malade de M. Panas est là pour démontrer qu'il n'en résulte aucun inconvénient, et que la santé des plus jeunes enfants ne souffre en rien de ces fractures multiples faites dans un but orthopédique. Du reste, l'inocuité absolue de toutes les lésions sous-cutanées n'est plus à démontrer, et pour n'en citer qu'un exemple nous rappellerons les ténotomies qu'on a pu pratiquer en nombre quelquefois considérable chez de très-jeunes sujets sans déterminer la moindre réaction.

Dieffenback, cité par Philipps, a pu en pratiquer vingt et une chez une petite fille sans provoquer chez elle une accélération du pouls. Aussi la méthode de J. Guérin, qui associe la myotomie et la ténotomie à l'ostéoclasie, n'aggrave en rien les suites de la maladie. Lorsqu'il s'agit d'un rachitique auquel on a pratiqué l'ostéoclasie, pour le redressement d'une fracture vicieusement consolidée, les suites de l'opération présentent la même simplicité, et il suffit de maintenir le membre immobilisé pendant un temps suffisant dans une bonne position pour en assurer la consolidation et lui restituer l'intégrité de ses fonctions.

Le traitement applicable aux malades qui ont subi le redressement des déformations rachitiques qui produisent le genu valgum ne devrait pas nous occuper ici ; nous allons passer en revue les résultats qu'a donné l'ostéoclasie dans les cas trop peu nombreux encore où elle a été mise en pratique et discuter ensuite les objections qui lui ont été faites.

Les cas d'ostéoclasie que nous avons pu réunir tant au-

près de nos maîtres des hôpitaux que dans les revues étran-
gères s'élèvent à 14, auxquels il faut ajouter les 3 cas
de J. Guérin de redressement de cals vicieux chez des rachitiques. L'opération a dû cependant être pratiquée assez
souvent surtout à l'étranger, car en parcourant les nombreuses communications qui ont été faites au sujet de l'ostéotomie dans les cas de courbures rachitiques, on voit que
les chirurgiens ont toujours au préalable fait quelques tentatives infructueuses d'ostéoclasie.

Il est vrai qu'il ne s'agit jamais que de l'ostéoclasie manuelle et que M. Terrillon est le premier, croyons-nous,
qui ait appliqué l'ostéoclasie mécanique au redressement
de ces courbures.

Malgré cela, il nous semble très-probable que quelques-
unes de ces tentatives d'ostéoclasie manuelle pratiquée
avant de tenter l'ostéotomie ont dû parfois réussir. Mais
l'attention était portée surtout sur l'ostéotomie et les observations de redressement extemporané par les seuls
efforts du chirurgien ont pu passer inaperçus. C'est d'autant plus regrettable à notre avis qu'il y a là toute une méthode qui pourrait dans bien des cas remplacer l'opération
plus grave de la section des os.

C'est précisément parce que nous considérons comme de
la plus haute importance l'intégrité complète des téguments, dans les cas de redressement des courbures rachitiques, que nous avons laissé de côté comme n'appartenant pas à notre sujet, les cas cités par Meyer (1) de Wutz-
burg et Rizzoli, d'ostéotomie unie à l'ostéoclasie pour
achever la rupture de l'os dont on avait au préalable en-
tamé la continuité à l'aide du ciseau et du maillet.

Quoi qu'il en soit, si on examine les quatorze cas de re-

(1) Wolkmann. Loc. cit.

dressement des courbures rachitiques des membres inférieurs chez les enfants par l'ostéoclasie, soit manuelle, soit
mécanique, on constate qu'ils ont tous été suivis de succès
et qu'aucun n'a jamais donné lieu à la moindre complication.

Les sept cas de Volkmann (1), dont nous donnons la tra-
duction à la fin de notre travail, se sont passés avec la
plus grande simplicité et ont eu pour résultat de permettre
aux petits malades de recouvrer la liberté de leurs membres inférieurs plus ou moins entravés par les déformations dont ils étaient atteints. Quant aux deux cas de Billroth, nous regrettons de ne pouvoir les rapporter. Il nous
a été impossible de nous procurer l'ouvrage à la bibliothè-
que de la Faculté.

Les deux malades de M. Panas n'ont pas donné des résultats moins satisfaisants. Nous n'avons pu avoir l'observation du premier, mais M. Panas nous a dit que quelques
semaines après l'opération, le membre était redevenu normal. Le second que nous avons pu observer par nous-même
marchait très-péniblement, les jambes écartées et le pied
reposant sur son bord externe; trois semaines après,
comme nous l'avons déjà dit, toute trace de déformation avait
disparu et la marche était redevenue normale et facile.

Des deux malades de M. Térillon, le premier, est mort
malheureusement à la suite d'une rougeole compliquée de
broncho-pneumonie intense, nouvel exemple de la contagion à l'hôpital des enfants, si bien étudiée dans l'excel-
lente thèse de notre regretté ami Maunoir (1) sur la contagion à l'hôpital des enfants.

Il eut son appareil enlevé le vingt-cinquième jour après

(1) L. Maunoir. De la contagion à l'Hôpital des Enfants. Thèse
Paris, 1876.

l'opération, et on put alors se rendre compte facilement de la parfaite rectitude du membre et de sa complète consolidation.

Une opposition à l'autopsie ne nous a pas permis de constater l'état des parties osseuses. Quant au second petit malade emporté chez lui après l'opération, nous avons eu l'occasion de le voir plusieurs fois et nous avons pu constater les heureux résultats de l'intervention chirurgicale.

Enfin, les observations de M. J Guérin (1), qui sont les premières en date, ne sont pas moins concluantes. La première seule a trait à une déviation du tiers inférieur de la jambe redressée par l'ostéoclasie manuelle et qui s'est terminée par la guérison.

Les trois autres qui ne rentrent pas aussi directement dans notre sujet se rapportent aux redressements de cals vicieux chez des rachitiques, dont nous avons déjà parlé.

Nous les citerons du reste, car elles concourent à montrer la possibilité du redressement des os déviés chez les rachitiques, l'inocuité complète de l'opération et les brillants résultats qu'elle donne.

Il ressort donc de cette rapide analyse de tous les cas que nous avons pu réunir et pour lesquels on a appliqué l'ostéoclasie, quelle se présente comme moyen facile et inoffensif de remédier à un grand nombre de déformations rachitiques ; et cependant si nous ouvrons les divers ouvrages classiques qui traitent du rachitisme, nous trouvons cette méthode condamnée par la plupart des auteurs. Les traités de pathologie externe de Nélaton et de Follin ne parlent tout au plus que de la méthode de redressement telle que la pratiquait Delpech, et les ouvrages plus anciens sont complètement muets sur la question.

(1) J. Guérin. Loc. cit.

Dans l'un des articles les plus récents sur le rachitisme, publié dans le dictionnaire enclyopédique, l'auteur, Léon Tripier, s'exprime ainsi : « Lorsque la maladie est guérie et qu'il reste des difformités, on a proposé différents moyens pour y remédier, ce sont : la ténotomie, la rupture des os et l'ostéotomie. De ces trois opérations, la première n'est pas dangereuse mais peu utile, la seconde doit-être proscrite, attendu qu'elle est dangereuse, qu'on aura des diffisans nombre à surmonter et que jamais on ne pourra déterminer le point précis où se fera la fracture. Si quelques orthopédistes se sont vantés de leur succès en pareille circoustance, il se sont bien gardés de signaler, nous ne dirons pas leur insuccès, mais le chiffre de leurs décès, ce qui est bien différent.

« Quant à la troisième méthode opératoire, elle est bien moins dangereuse et herculéenne. D'une application plus sûre et parfois profitable au point de vue de la régularité des formes, elle pourrait être entreprise selon nous avec quelque chance de succès ; encore faudrait-il avertir le malade non-seulement des complications qui pourraient survenir, mais des résultats qui ne rendraient jamais son existence que moins pénible. »

Nous ne saurions admettre de pareilles conclusions, tous les faits que nous avons examinés et qui viennent confirmer les observations que nous publions à la fin de ce travail s'élèvent contre les assertions de M. Tripier.

Que reproche-il en effet à l'ostéoclasie ? Les difficultés de l'opération ? Nous avons montré qu'il n'y en avait aucune, lorsqu'on choisissait pour le redressement extemporané le moment opportun, c'est-à-dire le début de la troisième période, et que même à une époque plus avancée elle était encore facilement praticable surtout chez les jeunes enfants, soit par les seuls efforts du chirurgien, soit à l'aide de machines.

Le second fait qu'il relève, c'est qu'on ne peut déterminer le point précis où se fait la fracture. C'est encore une erreur.

Lorsqu'on intervient avant que la sclérose de l'os ait donné au sommet de la courbure une résistance supérieure à celle des autres parties du corps de l'os, c'est toujours au sommet que se produira la solution de continuité et cela pour plusieurs raisons. D'abord, parce que lorsqu'on essaie de redresser un corps rigide présentant une courbure plus ou moins prononcée, c'est au sommet de la courbe que se concentrent et se décomposent les forces appliquées aux extrémités, c'est par conséquent là le point qui aura le plus de tendance à se rompre.

En outre, par l'application soit des mains, soit des machines, on augmente encore par une pression directe l'effort que ce point a à supporter, et ces conditions réunies suffisent pour en déterminer la fracture.

Nous avons, de plus, signalé la seule cause qui pourrait produire la fracture en un point différent de l'os : c'est lorsque l'éburnation de son tissu est trop avancée ; mais ce sont alors des cas d'ostéotomie. Quant au troisième argument qu'il objecte à l'ostéoclasie, il nous semble tout à fait condamnable, parce qu'il paraît mettre en doute la bonne foi de ceux qui ont vanté les avantages de la méthode en insinuant qu'ils ont caché les accidents qu'aurait déterminé leur intervention.

Mais cette question de forme laissée de côté, nous cherchons vainement quelles sont, dans l'ostéoclasie, les conditions qui peuvent déterminer les graves accidents dont il parle. Qu'est-ce, en somme, que cette opération ? Une fracture simple, sans lésion aucune des parties molles. Quels dangers une semblable fracture peut-elle faire courir au malade? Tous les chirurgiens sont depuis longtemps d'accord pour reconnaître que ces cas comportent un pronostic assez favorable, surtout chez les enfants.

Aussi ne pouvons-nous nous expliquer la sévérité du jugement de M. Tripier et surtout l'opinion qu'il porte sur l'ostéotomie, qu'il considère comme moins dangereuse que l'ostéoclasie, alors que tous les auteurs qui se sont occupés de la question et qui ont pratiqué ces opérations sont d'un avis complètement opposé et recommandent tous, avant de pratiquer l'ostéotomie, de faire tout son possible pour obtenir la rupture par l'ostéoclasie qui ne présente aucun inconvénient.

Nous ne voyons pas quelles sont les autres objections qui pourraient être faites à l'ostéoclasie. On ne peut l'attaquer au sujet de la gravité que les fractures simples peuvent présenter chez les rachitiques, la consolidation chez eux, surtout au moment où la période d'éburnation commence à se faire, s'établissant aussi bien que chez les autres, comme l'a depuis longtemps établi l'expérience.

Les lésions des parties molles ne sont pas à craindre en se conformant aux indications que nous avons données, et nous avons montré comment il fallait se comporter pour les éviter.

Lorsque la courbure est très-prononcée, nous a fait observer notre maître à l'Hôpital des Enfants, M. le Dr Labric, par une simple fracture produite au milieu de la courbure, on n'obtiendra pas le redressement complet. Cette objection, qui nous avait arrêté un moment, tombe devant ce fait que, lorsque l'opération est faite en temps opportun et surtout chez les jeunes enfants, les os sont doués d'une élasticité suffisante pour que les efforts destinés à produire la fracture concourent aussi au redressement de toute la courbure et permettent d'obtenir un degré très-suffisant de rectitude qui, ajouté à la tendance naturelle qu'ont les os rachitiques à se redresser, suffit pour donner un excellent résultat.

Enfin, dans les cas où ce résultat ne serait pas tout à fait complet au point de vue de la perfection, il est toujours suffisant pour rétablir les fonctions normales du membre, et c'est le point qu'on se propose avant tout d'atteindre lorsqu'on pratique l'ostéoclasie. Quant aux obstacles qui pourraient venir des muscles rétractés, M. Guérin a montré depuis longtemps qu'il était facile d'y remédier par la ténotomie.

On a objecté encore la résistance trop grande des os même chez les très-jeunes enfants, mais les nombreux exemples de redressement extemporané de genu valgum à un âge bien plus avancé, démontrent qu'il est généralement facile d'en triompher.

Nous ne plaiderons pas davantage la cause du redressement extemporané dans les déviations rachitiques des membres inférieurs. La méthode a déjà assez souvent fait ses preuves dans d'autres cas de déformations pathologiques du squelette, pour qu'il soit permis d'étendre son domaine.

On comprendrait difficilement qu'une opération qui a si souvent donné de brillants résultats lorsqu'il s'est agi de traiter des fractures vicieusement consolidées, même lorsqu'elles s'étaient produites chez des rachitiques, comme dans les cas de M. J. Guérin, qui a été employé avec succès par un grand nombre de chirurgiens pour remédier à des ankyloses, et qui tous les jours encore donne les meilleurs résultats dans le redressement du genu vulgum et toujours sans déterminer d'accidents, devienne tout d'un coup dangereuse et impraticable, comme le veut M. Tripier, lorsqu'on l'applique aux courbures osseuses des rachitiques.

Aussi sommes-nous heureux, en terminant cette étude, de citer l'opinion que nous trouvons formulée dans le Traité de pathologie chirurgicale de Jamin et Terrier (1) à propos du traitement db rachitisme. Elle confirme en grande partie les idées que nons avons avancées dans notre travail, bien qu'il assigne encore, à notre avis, une place insuffisante à l'emploi de l'ostéoclasie :

« S'il persiste des difformités dues au rachitisme, on pourra être conduit à user des moyens chirurgicaux pour y remédier ; c'est ainsi qu'on a conseillé : la ténotomie, l'emploi d'appareils, la rupture des os incurvés (ostéoclasie) ; enfin l'ostéotomie. Ces deux derniers moyens vantés surtout en Allemagne (Billroth, Nussbaum et Bœckel), semblent plus difficilement acceptés par les chirurgiens français qui préconisent beaucoup l'hygiène et les appareils prothétiques pour prévenir et même guérir les déviations rachitiques.

« Nous croyons toutefois que le redressement brusque et l'ostéotomie peuvent être utilisés dans certains cas bien déterminés. »

OBSERVATION 1 (J. Guérin).

Courbures rachitiques.

PREMIER CAS.

Courbure rachitique considérable du tiers inférieur de la jambe droite chez un enfant de 3 ans.

Rachitisme à la seconde période. — Raccourcissement consécutif des muscles du mollet. — Redressement extemporané par fracture lamellaire interstitielle. — Section sous-cutanée du tendon d'Achille. — Absence de tout accident. — Traité mécanique de contention. —

(1) Jamin et Terrier. Manuel de ρathol. chirurg., t. I, p. 751, Paris, 1877.

Traité et régime anti-rachitique. — Persistance et consolidation du redressement. — Guérison de la maladie.

Un enfant âgé de 3 ans et 3 mois, constitution faible, tempérament lymphatique, déjà traité sous les yeux de la commission pour un cas de déviation rachitique du genou gauche, est présenté à la commission le 9 mars 1845, pour un cas de courbure rachitique très-prononcé du tiers inférieur de la jambe droite, datant de deux années environ. Les circonstances relatives à la maladie générale et aux autres particularités du squelette ayant été indiquées à l'occasion de la déviation du genou gauche, on se bornera ici à ce qui a trait à la courbure rachitique proprement dite.

Cette difformité consiste en une courbure occupant le tiers inférieur de la jambe. Elle est accompagnée d'une légère torsion du tibia sur lui-même, d'arrière en avant et de dehors en dedans. Sa convexité est tournée en avant et en dehors ; elle est telle que ses deux segments se rencontrent sous un angle de 140° environ, à sinus interne et postérieur.

Au repos le pied suit la direction du segment inférieur, sa plante regarde obliquement en dedans, et son axe longitudinal forme avec le prolongement de l'axe normal de la jambe un angle de 40 à 50°. De ce côté les muscles n'offrent aucune tension ni dureté anormales ; seulement, par suite de la concavité qu'offrent les os de la jambe en arrière, le tendon d'Achille forme une sorte de pont saillant sous la peau. Il ne s'oppose pas, du reste, notablement au mouvement de flexion du pied, qui a conservé à peu près toute son étendue.

A gauche, il existe une courbure du tibia, peu prononcée, ayant le même siége, la même direction que la droite.

Avant de procéder au redressement de cette difformité, M. J. Guérin fait connaître la méthode qu'il se propose d'employer, et qui consiste d'une part dans le redressement extemporané de la courbure rachitique par fraction lamellaire interstitielle, sans lésion du périoste ni déplacement des fragments ; d'autre part, dans la section sous-cutanée du tendon d'Achille, pour favoriser et perpétuer le redressement obtenu.

Faisant l'application de cette méthode, M. J. Guérin procède immédiatement, sous les yeux de la commission, au redressement extemporané de la jambe droite.

Embrassant de ses deux mains les deux segments de la courbure, il pose les deux pouces sur le sommet de sa convexité, et cherche à en obtenir le redressement par des efforts intermittents et saccadés. Après quelques secondes de ces manœuvres, on entend un premier craquement sourd, puis un second, puis en même temps le membre se redresse au point que toute courbure disparaît incontinent.

La commission s'assure qu'il n'existe aucune fracture complète, aucun déplacement, aucune crépitation appréciable L'aspect du membre est maintenant tout à fait normal, si ce n'est que le pied est légèrement étendu sur la jambe (*un peu d'équinisme consécutif*).

On fait disparaître immédiatement cette disposition à l'aide de la section du tendon d'Achille. La petite plaie ténotomique étant pansée, on assujettit le membre à l'aide de trois attelles de carton, et on le place immédiatement dans un appareil mécanique destiné à le maintenir immobile. Point de malaise ni de réaction. Dès le lendemain, l'enfant était aussi calme, aussi gai que s'il n'avait pas été opéré. Les jours suivants se passent de la manière ; point de douleurs locales ni gonflement. En passant le doigt sur le siége de la fracture, on ne sent aucune dureté, ni saillie, ni empâtement.

Le 23 mars, c'est-à-dire 15 jours après l'opération, la commission revoit l'enfant et constate ce qui suit : Le redressement extemporané s'est maintenu ; le siége du redressement n'offre aucune particularité (*gonflement, rougeur* ou *chaleur*) qui puisse faire comparer la pratique employée à une fracture provoquée dans des conditions ordinaires.

La commission s'assure en outre que l'opération n'a produit aucune espèce d'accidents ni altération dans la santé.

Dans le but de s'assurer de la parfaite innocuité de la méthode et de la persistance des résultats obtenus, la commission a revu l'enfant plusieurs fois dans le cours de son traitement, et elle l'a toujours trouvé dans les plus heureuses conditions, soit sous le rapport de la santé générale, soit sous celui de la courbure.

Un plâtre moulé le 6 avril, c'est-à-dire moins d'un mois après l'opération, établit l'exactitude du parfait redressement de la jambe à cette époque, et l'absence de tout gonflement ou déformation des parties.

Dans les trois mois qui suivent on s'occupe surtout du traitement du rachitisme en général, et de la déviation du genou gauche. L'enfant ne commence à marcher qu'à partir du 15 juillet, et toujours muni de son appareil.

Le 10 août. La commission l'a revu pour la dernière fois. Voici le résultat de son examen définitif.

1° La jambe est parfaitement droite : point de nodosité ni trace aucune de cal au niveau de l'ancienne courbure. Point de sensibilité ni gonflement. Il ne reste qu'un peu de gonflement de la malléole interne et une légère dépression au-dessus.

2° Le sujet se tient très-bien sur sa jambe. Point de faiblesse ni claudication.

3° Santé générale très-bonne. Il reste à peine quelques traces de rachitisme. Il n'existe plus rien de la double difformité dont l'enfant était atteint, (*Déviation du genou gauche, courbure de la jambe droite*), si ce n'est une légère différence de volume dans les deux jambes, dont la droite est restée un peu plus maigre.

OBSERVATION II (J. Guérin).

Courbures rachitiques des membres par cal vicieux.

PREMIER CAS.

Courbure anguleuse de la partie moyenne de la jambe gauche, suite de fracture rachitique, datant de plus de 7 mois chez un enfant de 14 mois.—Nodosités osseuses au niveau de l'angle osseux.— Gonflement des parties molles. — Mobilité obscure des fragments dans un sens seulement. — Légère torsion de la jambe en dehors. — Raccourcissement consécutif des muscles. — Légers symptômes généraux de rachitisme. — Redressement extemporané sans fracture appréciable. — Distension forcée et allongement immédiat des muscles raccourcis. Traitement mécanique consécutif.

Un enfant de 14 mois est présenté à la commission le 1er juin 1845, pour une corbure anguleuse de la jambe gauche, par suite de fracture rachitique du tibia et du péroné vicieusement consolidés, avec symptômes généraux de rachitisme.

Cet enfant, venu au monde de parents sains et bien conformés, a été élevé en nourrice, où il paraît avoir été fort mal soigné. Retiré de nourrice il y a quinze jours, il offrait tous les symptômes de rachitisme et une courbure très-prononcée de la jambe gauche. L'état général paraît s'être amélioré depuis; mais la courbure de la jambe est restée stationnaire, ce qui a engagé les parents à présenter leur enfant à la commission. (M. J. Guérin.)

État actuel. — Courbure anguleuse des deux os de la jambe gauche, dans leur partie moyenne, résultant d'une fracture rachitique mal consolidée. Les deux segments se réunissent sous un angle de 140° saillant en dedans et un peu en arrière.

Le segment supérieur est presque dans l'axe de la cuisse, sauf un peu d'inclinaison en dehors; le segment inférieur est incliné en dehors et un peu en avant. La jambe, et sa partie inférieure surtout, paraît avoir subi un léger mouvement de rotation en dehors; d'où il résulte que la courbure du tibia est plus prononcée dans le sens antéro-postérieur, et celle du péroné dans le sens latéral.

Le pied a suivi la direction du segment inférieur : il se porte en

Aysaguer. 6

dehors et un peu en haut, de manière que si l'enfant pouvait se tenir debout, l'avant-pied de la jambe gauche serait tourné en dehors, presque à angle droit, le pied renversé sur son bord interne d'une somme de 25 à 30° et le talon abaissé, et l'avant-pied relevé de manière à former avec le sol un angle d'environ 65°.

Au niveau du sommet de la courbure il existe une saillie osseuse irrégulière, résultant de la rencontre des deux fragments. Toutefois, cette saillie n'existe qu'en dedans et un peu en arrière : dans les autres points la continuité des os est complète et régulière. Il n'y a point de crépitation ni mobilité appréciables entre les segments de la courbe; cependant on peut, sans beaucoup d'efforts, augmenter ou diminuer la courbure d'une certaine quantité.

Les muscles compris dans la concavité de la courbure (*jambier antérieure long extenseur commun et extenseur propre du gros orteil, péroniers antérieurs et latéraux*) en forment assez exactement la corde. Pendant leurs contractions, ils se soulèvent et tendent à augmenter la difformité. Ceux du mollet sont flasques et paraissent atrophiés. Tous jouissent cependant d'un certain degré de contractilité.

Il existe encore des symptômes généraux de rachitisme : gonflement des épiphyses, légères courbures de tous les os longs, chapelet rachitique des articulations chondro-costales, dépression des parois latérales de la poitrine, ventre un peu gros, sensibilité générale assez vive au toucher. Ophthalmie légère; cependant point de sueurs habituelles; la peau est, dans certaines parties, le siége d'une excrétion furfuracée. Point de diarrhée, appétit. Après avoir exposé le système de moyens auxquels il se propose de recourir (*redressement extemporané, ténotomie sous-cutanée*). M. J. Guérin procède immédiatement, sous les yeux de la commission, au redressement extemporané de la courbure anguleuse. Dans ce but, il place les deux pouces en arc-boutant au sommet de l'angle de la difformité, et il attire en sens inverse, à l'aide des doigts, les deux branches de l'angle de courbure. La résistance est vaincue graduellement et par effets progressifs et saccadés. L'opération ne s'arrête que lorsque le redressement peut être porté au delà de la ligne droite. On s'assure alors qu'il existe, au niveau de l'angle redressé, une légère saillie osseuse, espèce de cal qui rompt l'uniformité de la surface osseuse. Toutefois les deux os de la jambe restent en ligne droite et dans l'axe de la cuisse; et les muscles qui, avant l'opération, se montraient raccourcis, formant la corde de la courbure, n'offrent plus que la tension normale. Dès lors, on se dispense d'en faire la section sous-cutanée. Contension immédiate de la jambe à l'aide d'attelles de carton rembourrées et de tours de bandes. L'enfant, qui avait beaucoup crié pendant les efforts de redressement, s'endort immédiatement depuis midi jusqu'à 5 heures sans s'éveiller. Point de fièvre ni d'accidents locaux.

Les jours suivants la jambe se maintient parfaitement droite ; le siége de la courbure n'est ni douloureux ni gonflé. Le quatrième jour on applique un appareil mécanique mobile à tuteurs latéraux et à trois frondes alternes dont la supérieure et l'inférieure, correspondant aux deux extrémités de la courbe, agissent en sens inverse de la moyenne, laquelle fait effort directement au sommet de l'angle de la courbure, dans une direction opposée à celle des deux autres. Cet appareil, montant jusqu'à la ceinture, est destiné à contenir la jambe et la cuisse plutôt qu'à agir de lui-même. Aussi, dans les intervalles du temps où il est appliqué, des manipulations actives et réitérées ont pour effet de combattre la tendance de la courbure à se reproduire ; elles exagèrent même son redressement.

Le 15 juin. L'enfant est représenté à la commission, qui constate la permanence du résultat précédemment obtenu et l'absence de toute espèce d'accident local. Le traitement consécutif est poursuivi avec soin jusqu'à la fin de juin. A cette époque l'enfant est emmené dans les départements sans que la commission ni M. J. Guérin en aient été instruits autrement que par une lettre de la mère, à la date du 4 juillet, qui constate que la jambe de l'enfant était bien redressée quand il est parti.

OBSERVATION III (J. Guérin).

Courbures rachitiques des membres inférieurs par cal vicieux.

DEUXIÈME CAS.

Courbure anguleuse du fémur droit à convexité externe et antérieure par cal vicieux rachitique, datant de trois mois et demi, chez une petite fille âgée de 9 mois et demi. Gonflement périostal douloureux. Résolution. Pliures des fragments sans déplacement aucun. Raccourcissement consécutif du membre de 1 centimètre à 3 millimètres. Symptômes généraux de rachitisme à la 2e période. Redressement extemporané. Appareil contentif. Traitement général du rachitisme. Persistance du redressement.

Une petite fille âgée de 9 mois et demi est présenté à la commission, le 1er juin 1845, pour un cal vicieux du fémur droit, suite de fracture rachitique.

Cette enfant est venue au monde bien conformée ; elle a été élevée en nourrice et soumise à une alimentation prématurée ; elle éprouve depuis plusieurs mois les symptômes généraux du rachitisme, sueurs abondantes surtout à la tête, chapelet rachitique, gonflement du ventre, mais sans dévoiement.

Fracture rachitique. — On s'est aperçu il y a 3 mois et demi d'une courbure anguleuse de la cuisse droite, développée spontanément. Cette courbure était accompagnée d'un gonflement considérable du membre et d'une vive sensibilité au toucher. Il ne paraît point qu'il y eût alors solution de continuité, ni déplacement des fragments c'était une simple pliure de l'os.

État actuel. Le fémur droit présente, dans sa partie moyenne, une courbure anguleuse en avant et un peu en dehors. Les deux fragments sont parfaitement réunis à 120°. Pas de mobilité appréciable du cal. On ne perçoit plus de nodosités au niveau de la réunion. Il n'y a plus de sensibilité dans la région de la fracture. Raccourcissement du membre de 1 centimètre à 3 millimètres, résultant de la flexion anguleuse du fémur. Les parties molles de la cuisse ne présentent rien de remarquable, point de tension anormale des muscles internes et postérieures de la cuisse ; ils ne sont que consécutivement raccourcis.

Symptômes généraux du rachitisme à sa seconde période.

Chapelet rachitique peu prononcé. Léger gonflement des épiphyses. Ventre médiocrement ballonné. Sueurs moins abondantes. Séance tenante, M. J. Guérin procède au redressement extemporané de la difformité, par les mêmes manœuvres que dans les cas précédents. Le redressement s'opère rapidement. Au moment où l'angle de la difformité cède, on n'entend aucun craquement, mais après un premier effort un peu prononcé, le redressement s'achève comme si une résistance considérable avait été d'abord vaincue. Les muscles compris dans la concavité de la courbure qui, avant le redressement, n'étaient que raccourcis mais non tendus, font saillie sous la peau et s'opposent à la permanence du redressement. Dans la crainte qu'ils ne reproduisent la difformité ou qu'ils ne soient un obstacle à la consolidation régulière de la fracture, M. J. Guérin pratique immédiatement la section sous-cutanée des deux premiers adducteurs et du droit interne. Cette section s'exécute avec la plus grande facilité et ne donne lieu qu'à un écoulement de quelques gouttes de sang.

Pansement ordinaire. Le membre est placé dans un appareil destiné à maintenir le fémur immobile en même temps qu'une extension et une pression permanentes préviennent tout déplacement des fragments osseux et laissent les bouts des tendons divisés dans un écartement suffisant.

L'appareil remplit ce triple but :

1° Au moyen de deux tuteurs latéraux, dont l'interne monte s'arc-bouter contre la branche du pubis et l'ischion, et l'externe se prolonge jusqu'à l'aisselle.

2° Au moyen d'un allongement facultatif de l'extrémité inférieure des deux tuteurs et d'une semelle contre laquelle le pied reste fixé.

3° Au moyen d'une fronde, agissant sur le siége de la convexité de la courbure redressée.

L'ensemble de cet appareil est maintenu en place à l'aide d'une ceinture élastique, embrassant le bassin et une grande partie du tronc.

Les jours suivants, aucun symptôme de réaction générale. Pas le plus petit accident local; seulement l'appareil est maintenu avec une extrême difficulté.

Le défaut de propreté de l'enfant ajoute encore aux difficultés de son emploi; cependant le redressement persiste et aucun gonflement ne se manifeste au niveau de l'angle de la courbure.

Le 7, de légères excoriations à la partie latérale de la cuisse, du genou et au niveau du cou-de-pied, forcent à suspendre l'emploi de l'appareil. L'enfant n'habitant pas Paris et ne pouvant être revue qu'à des intervalles éloignés, on lui applique un bandage inamovible en ayant soin de ménager les points où siégent les excoriations. L'appareil reste appliqué jusqu'au 14. Ce jour-là, on est obligé de le réséquer à cause du retrait produit par la dessiccation; la courbure du fémur est un peu reproduite, cependant pas à un degré appréciable à l'œil. On réapplique le bandage.

Rien de particulier jusqu'à la fin du mois. Alors le défaut de contension du membre oblige à enlever l'appareil inamovible, et à lui substituer un simple bandage à 3 attelles de carton, recouvertes de 3 petites attelles en bois de sapin. Cet appareil ne reste pas mieux en place que les précédents. Tous les 4 ou 5 jours on est obligé de le réappliquer, et la mère ne venant chaque fois pour sa réapplication qu'un jour ou deux après qu'il a cessé de contenir parfaitement le membre, il en résulte que ce dernier n'est maintenu que pendant une partie du temps.

Cependant la courbure anguleuse ne se reproduit pas. L'os présente plutôt une exagération de la courbure normale qu'un retour de la difformité première.

On arrive ainsi à maintenir, à travers beaucoup de difficultés, jusqu'à la parfaite consolidation du cal.

Le 10 août, la commission revoit l'enfant pour la dernière fois, et constate son état ainsi qu'il suit :

La courbure anguleuse du fémur a en partie disparu ; ce qu'il en reste ne suffit pas pour produire une différence de longueur apparente entre les 2 membres.

Point de gonflement au niveau de l'ancien cal.

Plus de mobilité entre les 2 fragments.

La santé de l'enfant s'est sensiblement améliorée.

Le traitement a été continué jusqu'à parfaite guérison de la maladie et consolidation du résultat obtenu.

OBSERVATION IV.

Nous n'avons pu avoir la première observation de redressement des courbures rachitiques des membres inférieurs pratiquée par M. Panas, qui n'a pu la retrouver. Mais il nous a donné sur ce cas les détails suivants que nous avons cru rapporter à l'appui de notre thèse.

C'était un enfant âgé de 2 ans et demi atteint de courbures rachitique siégeant aux deux jambes et prononcées surtout au niveau du tiers inférieur. Il en résultait une telle gêne pour la marche que M. Panas crût opportun d'intervenir.

Il lui fut facile de pratiquer le redressement par l'ostéoclasie manuelle simple. L'enfant fut ensuite placé dans un appareil orthopédique qu'il conserva pendant 3 mois et demi. Il put ensuite facilement marcher et, depuis 3 ans que l'opération a été pratiquée, la guérison ne s'est pas démentie, comme nous l'a dit M. Panas, qui a pu revoir l'enfant il y a quelques mois à peine.

OBSERVATION V (Personnelle).

Rateau (Marie), âgée de 3 ans.

Le 23 octobre 1878, on a présenté à M. Panas un enfant de 3 ans bien développé et d'une bonne santé générale. Sa mère l'amène pour une déviation des deux membres inférieurs qui lui rend la marche très-difficile. On examine l'enfant et on constate chez lui l'existence d'une courbure à convexité externe, portant seulement sur le tiers inférieur des deux jambes, à tel point que lorsqu'on essaie de rapprocher les deux pieds, les deux tibias interceptent entre eux une sorte d'ellipse. Ces os présentent en même temps un léger degré de courbure à convexité antérieure. On ne retrouve nulle part dans le squelette d'autres déformations bien caractérisées ; cependant la nouure des jointures et les antécédents du malade permettent de rapporter sans hésitation la cause de ces déviations au rachitisme. L'affection paraît rentrer dans la phase de réparation ; depuis plusieurs mois déjà les courbures sont restées stationnaires ; en même temps que l'évolution des dents un moment arrêtée a repris son cours. Lorsqu'on fait marcher l'enfant, on voit qu'il écarte les jambes pour se donner une plus large base de sustentation, en même temps que ses deux pieds reposent sur leur bord externe ; il en résulte une grande gêne dans la marche et un balancement très-disgracieux.

Considérant le peu de tendance de ces déviations à se redresser, malgré le traitement général subi près d'une année, et l'inconvénient qui peut résulter pour l'enfant de cette station vicieuse, M. Panas décide de pratiquer le redressement ; il est fait le 26 octobre 1878.

L'enfant est anesthésié. Les deux extrémités de la diaphyse étant saisies à pleine main et les deux pouces appliqués sur le sommet de la convexité de la courbure, l'os se redresse peu à peu en faisant entendre une série de petits craquements analogues à ceux que produiraient une branche de bois vert qu'on voudrait briser. A un moment donné pendant le cours de l'opération un craquement sec se fait entendre ; il n'est cependant pas dû à une fracture de l'os ; c'est l'extrémité supérieure du péroné qui se luxe, ainsi qu'il est facile de le constater à travers les téguments. Bientôt il est facile d'obtenir le redressement complet du membre sans que cependant il soit possible de constater la mobilité anormale, signe de fracture complète ; car il n'y a eu que simple infraction de l'os. La même opération est pratiquée du côté opposé en donnant les mêmes résultats, avec l'aide de M. Marchand, professeur agrégé de la Faculté.

On place ensuite l'enfant dans des appareils orthopédiques construits par M. Guyot et composés d'une semelle de bois rembourrée sur laquelle s'articulent deux montants d'acier destinés à maintenir la rectitude du membre ; une ceinture passant au-dessus des épines iliaques réunit les montants externes des deux membres et assure la fixité de l'appareil qui est en même temps muni d'un articulation au niveau du genou pour permettre ultérieurement la marche.

Après l'opération, l'enfant est ramené chez lui ; sa mère le rapporte à l'hôpital trois jours après. Il n'a eu aucun accident et le jour même de l'opération il n'a paru nullement souffrir et a continué à bien dormir et à s'alimenter comme par le passé. On engage la mère à lui faire garder le repos au lit pendant 20 jours ; puis après ce laps de temps elle nous le ramène à l'hôpital. On constate alors que la santé de l'enfant est parfaite, qu'il n'y a nulle douleur à la pression au niveau des tibias redressés ; et ce jour-là même M. Panas fait essayer quelques pas à l'enfant muni de ses appareils.

Le 20 décembre, deux mois environ après l'opération, nous voyons de nouveau l'enfant à Lariboisière. Il a encore ses appareils avec lesquels il marche très-facilement ; le redressement est complet et les os ne paraissent plus avoir aucune tendance à se déformer.

Nous devons ajouter que comme adjuvant de l'intervention chirurgicale, on a prescrit à la malade les toniques et reconstituants, tels que huile de foie de morue, vin de quinquina, phosphate de chaux.

OBSERVATION VI (Personnelle).

Bellard (Juliette), 2 ans et demi. Lit nº 24, salle Ste-Eugénie, constitution faible, tempérament lymphatique. Cet enfant est venu au monde en bonne santé. Ses parents se portent bien et paraissent d'une bonne constitution. Il a été nourri par sa mère; seulement à l'âge de 3 et 4 mois, on lui faisait manger de la soupe et des aliments presque solides. Malgré cela il s'est mis à marcher à l'âge de 11 mois, et à 9 mois ses deux incisives inférieures commençaient à paraître.

Vers l'âge de dix-huit mois, ses parents se sont aperçus que ses jambes n'étaient pas tout à fait droites et qu'elles commençaient à se courber un peu en dehors.

Quelque temps après, voyant que cette courbure au lieu de disparaître paraissait au contraire augmenter, on donna à l'enfant du sirop antiscorbutique jusqu'au moment où on se décida à l'amener à l'hôpital Ste-Eugénie, c'est-à-dire pendant 5 à 6 mois. A son entrée à l'hôpital, voici ce qu'on put constater :

L'enfant jouissait d'une bonne santé générale, ne se plaignait de rien, les fonctions digestives étaient bonnes : Pas de vomissements, pas de diarrhée; appétit conservé. Le ventre était un peu gros, le chapelet rachitique un peu marqué, les extrémités articulaires plus volumineuses qu'à l'état normal.

En examinant ses membres inférieurs, on constata d'abord *de visu* que les deux jambes présentaient une courbure à concavité interne, et en réunissant les deux pieds la ligne des tibias constituait une ellipse. En pressant sur toute la longueur du tibia, on ne provoquait aucune douleur apparente.

La courbure à concavité interne s'étendait sur toute la longueur du tibia, mais était prononcée surtout dans le tiers inférieur. Le pied regardait par sa face palmaire un peu en dedans et en bas. Toutes ces déviations existaient des deux côtés, mais elles étaient beaucoup plus marquées sur la jambe gauche.

Il en résultait des inconvénients sérieux pour les fonctions du membre; l'enfant marchait les jambes écartées, son pied reposant sur le bord externe et présentant un commencement de valgus. Ces déformations tendaient de plus en plus à se prononcer, ce qui décida M. Terrillon à intervenir.

Le 31 décembre, l'enfant fut anesthésié, puis saisissant la jambe gauche à pleine main et appuyant les deux pouces sur la convexité de la courbure, M. Terrillon fit céder l'os par un brusque effort. Un

craquement sec annonça aux assistants que la fracture était-produite
en même temps qu'on pouvait la constater par la mobilité anormale : et il fut alors facile de rendre au membre sa rectitude. Un appareil silicaté fut ensuite placé pour maintenir les parties dans leur
situation normale.

L'enfant n'éprouva aucun accident. Ni le jour de l'opération, ni les
jours suivants on ne peut constater par le thermomètre aucune élévation de température; l'appétit et la gaîté furent constamment conservés. La réparation suivait la marche normale, et l'appareil enlevé
le vingt-cinquième jour permettait de constater un degré de consolidation déjà très-avancé, lorsque l'enfant, victime malheureuse des
fâcheuses conditions hygiéniques de l'hôpital Ste-Eugénie, contracta
la rougeole dans nos salles.

L'éruption se montra le 26 janvier. Dès le surlendemain 28, des
signes de broncho-pneumonie apparaissaient, et l'enfant succombai
le 3 février dans un état asphyxique.

Une opposition de la famille nous a empêché d'en faire l'autopsie;
mais nous avons pu constater cependant la solidité complète du cal
que nous n'avons pu rompre par l'ostéoclasie manuelle.

OBSERVATION VII (Personnelle).

Max, 3 ans, est amené à la consultation de M. Terrillon pour des
déviations rachitiques des membres inférieurs, remontant déjà à
plus d'une année. Ses tibias présentent une courbure à concavité
interne prononcée surtout au niveau du tiers inférieur; il existe en
même temps une légère convexité en avant de la crête de cet os. Ces
déviations ont pour résultat de déterminer une gêne assez marquée
dans sa marche; l'enfant renverse le pied en dehors et n'avance que
des jambes écartées. C'est surtout du côté droit que la courbure est
prononcée; pour y remédier, M. Terrillon conseille l'ostéoclasie qui
est pratiquée le 5 janvier. L'enfant est d'abord anesthésié, puis des
tentatives de redressement avec les mains sont essayées à plusieurs
reprises, mais en vain. En présence de l'insuccès de ces efforts,
M. Terrillon se décide à employer l'ostéoclasie mécanique. L'appareil
de M. Collin est alors appliqué, et à la première pression le craquement caractéristique se fait entendre et la mobilité anormale est
constatée. Le redressement est alors facilement obtenu et on place
ce petit malade dans un appareil silicaté destiné à maintenir la rectitude de la jambe. Le père ramène l'enfant chez lui, et aucun accident ne vient compliquer l'opération. L'appétit et la gaîté de l'enfant
ont toujours été conservés, et l'état général n'a jamais été altéré.

Quinze jours après, l'enfant est ramené à l'hôpital avec son appareil pour y être traité d'une rougeole. On enlève alors l'appareil et on constate que déjà il y a un degré de consolidation très avancé. Dix jours après, les accidents de la fièvre éruptive ayant complétement cessé, un nouvel apareil est appliqué à l'enfant qui quitte l'hôpital.

Avant de passer notre thèse, nous sommes allé revoir cet enfant, et nous avons constaté que la rectitude du membre était resté parfaite et qu'il suffirait de lui redresser l'autre membre pour lui rendre la marche absolumeut normale.

Dans les sept cas suivants d'ostéoclasie pour le redressement de courbures rachitiques pratiquées par Volkmann(1), six ont porté sur les deux jambes, et le dernier sur une seule.

OBSERVATION VIII.

Minna Schmeister, de Hettstedt, âgée de 3 ans et 3 mois. Courbure rachitique grave des deux jambes, siégeant à l'extrémité inférieure au-dessus de l'articulation tibio-tarsienne et à convexité externe. Marchait sur le bord externe du pied. On a pratiqué l'ostéoclasie des deux jambes et on a placé les membres dans un appareil plâtré. Guérison avec redressement complet des deux pieds.

OBSERVATION IX.

Anna Mentschke, 2 ans et demi, de Halle. Même difformité que la précédente mais un peu moins grave. On a pratiqué l'ostéoclasie des deux jambes. Guérison complète.

OBSERVATION X.

Marie Saudring, âgée de 2 ans et 3 mois, de Halle. Même difformité, excessivement grave, se rapprochant de celle indiquée sur la fig. 1 du tableau IV. La marche se fait exclusivement sur le bord externe du pied. L'ostéoclasie sur les deux jambes a été très-difficile. Guérison complète.

(1) Beiträge zur Klinick chirurg., loc. cit.

Observation XI.

Anna Dathe, de Merseburg, âgée de 3 ans, présente la forme ordinaire des courbures rachitiques, c'est-à-dire siégeant plus haut que dans les cas précédents à peu près à la limite qui sépare le tiers inférieur du tiers moyen. La déformation était très-grave. On a pratiqué l'ostéoclasie des deux jambes. Guérison complète.

Observation XII.

Hermann Lüttich, de Apolda, âgée de 4 ans et demi. Courbure rachitique des deux jambes siégeant dans le tiers inférieur, à convexité interne. Les tibias étaient aplatis en forme de fourreau de sabre et présentaient la sclérose osseuse à un très-haut degré. L'ostéoclasie des deux jambes a été très-difficile.

On a obtenu la guérison avec effacement presque complet de la difformité; il restait une légère courbure à convexité antérieure.

Observation XIII.

Carl Ratsch, de Merseburg, âgé de 2 ans et 3 mois. Même difformité que la précédente, mais un peu moins grave. L'ostéoclasie des deux jambes a eu pour résultat une guérison complète.

Observation XIV.

Marie Reibnitz, de Saugerhausen, âgée d'environ 3 ans. Courbure en arc de cercle du tibia droit, dont le sommet tourné en arrière et en dehors correspond à l'union du tiers moyen et du tiers inférieur de la jambe.

L'arc de cercle mesurait 120°. Il en résultait un *genu recurvatum* qui rendait la marche presque impossible. En même temps il existait un genu valgum d'intensité moyenne avec forte torsion des ligaments.

L'articulation était mobile, l'ostéoclasie a nécessité de grands efforts musculaires, et la fracture s'est produite à l'union du tiers moyen avec le tiers inférieur.

Appareil plâtré. — Guérison.

Le genu valgum a été effacé d'abord à l'aide de l'appareil plâtré et puis avec des gouttières.

CHAPITRE VI.

CONCLUSIONS.

1° Lorsque les courbures rachitiques des membres inférieurs, chez les enfants, sont assez prononcées pour gêner
le fonctionnement normal et qu'elles ont résisté au traitement général soit seul, soit uni à l'emploi des appareils
orthopédiques, on doit pratiquer l'ostéoclasie.

2° L'opération doit être faite, autant que possible, dans
les premiers temps de la période de réparation des os, soit
au moyen des mains, soit à l'aide des machines lorsque la
résistance des os est trop considérable pour céder aux
seuls efforts du chirurgien.

3° Si l'éburnation de l'os est complète, les tentatives
d'ostéoclasie ne doivent pas être poussées trop loin, et
l'ostéotomie deviendra le seul moyen de remédier à la
difformité.

4° L'ostéoclasie ne détermine jamais d'accidents graves,
et permet souvent de remédier, au moins en grande partie,
à des déviations des membres inférieurs qui seraient restées permanentes sans cette intervention, et auraient déterminé des troubles fonctionnels plus ou moins pro-
noncés.

INDEX BIBLIOGRAPHIQUE

MECKREN. — Decubito rigito subito curato, 1682, p. 98.

J.-L. PETIT. — Traité des maladies des os. Paris, 1705.

DELAMOTTE. — Traité complet de chirurgie. Paris, 1722.

MUYS (Wien-Guillaume). — Leyde, 1738.

BERARD. — Reformandum ne callum vitiosum fragmentis fracturæ male coaptatis. Quousque et quomodo. Thèse concours agrégation chirurgie. Paris, 1826, in-4.

SANSON. Dictionn. de méd. et de chir. pratiques. Paris, 1832, t. VIII, art. Fractures.

CAZENAVE. — Ankylose accidentellement guérie. Journ. des Connaissances méd.-chir., 1837, t. IV, p. 20.

LOUVRIER. — Institut pour le redressement des membres, 1841, et Rapports de Bérard à l'Acad. de méd., t. VI, p. 637. 1841-42.

A. THIERRY. — Du redressement des os fracturés, in l'Expérience, t. VIII, p. 209. 1841.

ŒSTERLEN (Jos.-Fréd.). — Sur la rupture du cal (trad. française par Maurer), Strasbourg, 1828, in-4.

LAUGIER. — Des cals difformes et des opérations qu'ils réclament. Thèse concours. Paris, 1841, in-8.

DUPUYTREN. — Leçons de clinique chirurgicale, t. I et V.

MELLET. Manuel pratique d'orthopédie. Paris, 1835.

RHEA BARTON. — On the treatement of ankylosis by the formation o artificial joints. Philadelphia, 1827.

Jules GUÉRIN. — Mémoire sur les caractères généraux du rachitisme (Gaz. méd., 1839, p. 433).

— Rapport au délégué du gouvernement provisoire sur les traitements orthopédiques faits à l'Hôpital des Enfants, 1848.

— Bull. de l'Acad. de méd. Séances des 4 et 11 avril 1876.

Ph. BOYER. — De l'ankylose. Thèse de concours, Paris, 1848.

BOYER (Baron). — Traité des maladies chirurg., 1845, t. III, p. 506.

BRESCHET. — Bulletin de la Faculté, t. V, p. 246.

RICHET. — Des opérations applicables aux ankyloses. Th. Paris, 1850

MEYER, de Wurtzbourg. — Deutsche klin., 1856.

RIZZOLI, de Bologne. — Mém. Acad. sc., Bologne, 1858, et Bull. delle
    Scienze mediche Bologna, série 4, t. IX, fév. 1858.

BEYLARD. — Sur le rachitisme, l'ostéomalacie et la fragilité des os.
    Th. Paris, 1852.

BOUVIER. — Leçons cliniques sur les maladies de l'appareil locomo-
    teur. Paris, 1855.

BROCA. — Sur quelques points de l'anat. path. du rachitisme (Bull.
    Soc. anat. Paris, 1852, p. 141).

MÜLLER. — U. D. Entw. der Knochensubst. etc. Leipzyc, 1858.

MAISONNEUVE. — Application de la méthode diaclasique au redresse-
    ment des membres inférieurs dans les cas d'ankylose angu-
    laire du fémur. Gaz. des hôp., 1862, p. 420, et Clin. chirurg.,
    t. I, p. 362.

NUSSBAUM. — Die Path. und therapie der Ankylosen. Munichen, 1832.

O. HEYFELDEN. — Traité des résections. Traduit de l'Allemand par
    E. Bœckel. Paris et Strasbourg, 1863.

MALGAIGNE. — Traité des fractures et des luxations.

    — Leçons d'orthopédie rédigées et publiées par Guyon et Panas.
    Paris, 1862.

BECQUEREL. — Chimie pathologique, p. 543.

TROUSSEAU. — Clinique médicale de l'Hôtel-Dieu, t. III.

NELATON. — Eléments de pathologie chirurgicale.

GURLT. — Traité des fractures.

VALETTE. — Dictionn. de méd. et de chir., art. Hanche, t. XVII, et art.
    Coxalgie, t. X.

DÉNUCÉ. — Dictionnaire de méd. et de chir. pratiques, art. Ankylose,
    p. 543.

PALASCIANO. Journal de Lyon, 1847, et Bull. de thérap., t. XXXIII,
    p. 241. 1847.

BILLROTH. — Pathol. générale, p. 618.

    — Dans Gussembauer. Methoden der Kunstlichen trennung der
    Knochen. Archives de Langenbeck, t. XXVIII, p. 1, 1875.

VOLKMANN. — Beiträge zur klin. Chirurgie (Ueber Osteotomie und
    Osteoclase). Leipzig, 1875.

FABRICE, de Hilden. — In médecine opératoire, appareils et bandages
    de Sedillot et Legouest, t. I. Paris. 1870, in-8.

DELORE. — Du traitement des ankyloses. Examen critique des diverses
    méthodes. Congrès de Lyon, 1870.

PRAVAZ. — Congrès de Lyon.

PHILIPPEAUX. — Congrès de Lyon.

VIRCHOW. — Das normale knochen wachsthum und die rachitische
    storung desselben (Archiv für anatomie, vol. V, p. 409).

BARTHÉLEMY. — L'Exposition universelle et la Faculté de médecine de Vienne (Arch. méd. navales, t. XXI, p. 277).

FOLLIN et DUPLAY. — Traité élémentaire de pathologie externe.

JAMIN et TERRIER. — Manuel de pathol. chirurg.

TILLAUX. — Soc. de chir., p. 353, l. I, 1875.

BARBIER. — Du genu valgum. Th. Paris, 1874.

SPILLMANN et GAUJOT. — Arsenal de chirurgie.

MARJOLIN. — Soc. de chir. Séance fév. 1876.

MAUNOIR. — De la contagion à l'Hôpital des Enfants, th. 1876.

CORNIL et RANVIER. — Manuel d'histologie pathologique, p. 390 et suivantes.

MESSENGER BRADLEY. — The Lancet, 21 juillet 1877.

REUSS. — De l'ostéotomie dans la courbure rachitique des os. Thèse Paris, 1878.

NEPVEU. — Arch. gén. de méd. et de chir., 1875. Etude sur l'ostéotomie et sur l'ostéoclasie au point de vue orthopédique, p. 333.

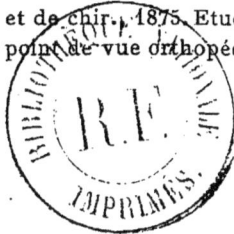

Paris. — A. PARENT, imprimeur de la Faculté de Médecine, rue M.-le-Prince, 29-31.

www.ingramcontent.com/pod-product-compliance
Lightning Source LLC
Chambersburg PA
CBHW050607210326
41521CB00008B/1144